神道　心を癒し自然に生きる

葉室頼昭
Hamuro Yoriaki

春秋社

はしがき

私は子供の頃から、この世の中の本当のことというのは何なのかと、いつも考えてきました。そして、真実の人生を歩みたいと思って勉強してきました。医者になってからも、真実の医療を行ないたいと考え、真実の医学とはいったい何なのかと、それを考え続けて今日まで来ました。

現在日本で行われている医療は、西洋から入ってきた医学をそのまま行ない、皆それが正しいと考えておりますが、私は日本人であり、患者さんも日本人でありますから、日本の医学をやるのが、本当ではないかと思ってきました。

こういうことを言うと、日本の医学というのは、漢方に対する和方ですかと言う人がいますが、そういうことではなく、西洋医学をやるにしても、こころは日本人のこころで行なうべきではないかということなのです。

この日本人のこころというものを一言で説明することはできませんが、日本人の歩んできた共生という考え方が日本人の特徴のひとつにあります。外国の考えは、すべて対立でものを考え、病気でも除去しようと考えますが、日本人は対立しないで相手と一つになろうというのが、昔から日本人が行なってきた共生の生活です。

それが現在も行われているのが、神社のお祭りです。この神社のお祭りとは、神さまと一つになって神さまの素晴らしさを認め、それを表現することです。神さまに悦んでいただければ、願わなくてもお恵みが与えられるというのが日本人の祭りであり、外国人のように自分の悩みを真剣に神に願って救いを求めるというようなことではありません。

形成外科で、世界中のお医者さんが、顔のいろいろな変形を正常な姿に回復しようと努力されています。私も多くの変形の患者さんを手術してきましたが、その時、私は患者さんに真実の神の姿を見ようとしてきました。神さまがお作りになった素晴らしい美の姿を認めて、それを表現しようと思いずっと努力してきました。

しかし、そんなことが簡単にできるはずもなく、毎日毎日、自分が神に近づく努力を続け、そしてとうとう六十三歳の時、はじめて無我の手術をすることができたのです。

現代の医学は、日本人でありながら西洋人の対立の考えで行われております。それに対し、私が一生かかって経験した日本人の医療は、今の日本人の考え方とはまったく違うように見えますが、私はこれが本当の医学であり、日本人としての真実の生き方であると思っております。このことを少しでも分かっていただけたらと思い、勧められるままに、本書を書くことにいたしました。

なお、本書では、「看護婦」「婦長」という昔からなじんだ言い方をいたしました。「看護師」「看護師長」は使いませんでしたが、他意はありません。念のため申し添えます。

最後に、本書を刊行するにあたり、ご尽力をいただいた春秋社社長の神田明氏、ならびに編集部の佐藤清靖氏はじめ関係の各位にこころから感謝いたします。

平成十五年四月三日

葉室頼昭

神道　心を癒し自然に生きる

目次

神道　心を癒し自然に生きる

Ⅰ　形成外科とは

母と子のさびしい後ろ姿

――最初に、形成外科といわれても多くの人はわからないと思います。普通の外科と形成外科との違いのところから、お話をうかがっていきたいと思います。

それには、まずなぜ形成外科をやろうかと思ったところから話してみたいと思います。僕は大阪大学の医学部の出身ですが、学生時代、三年以上になると臨床を勉強するようになり、各科を回るようになります。外科を回るようになると、体の変形、とくに顔の変形を持った患者さんがたくさん来ているのを見ます。ところが、それを治す医療というのがなかった。

もちろん形成外科などという名前もない時代で、患者さんがたくさん来ているけれども、どうしようもない。ただ診察だけで帰っていく。それが非常にかわいそうに思われました。とくに印象に残ったのは、外科を回ったときに、学生ですから教授の後ろで患者さんの診察を見させてもらっていますが、四国からお母さんが小学校五、六年生くらいの男の子を連れてきたんです。それが、唇裂《しんれつ》という唇の変形の子どもで、赤ちゃんのときに近くの病院で手術をしているけれども、変形をかなり顔に残している。その子が教授の前に来て診察を受けるのです。

もちろん治療をする方法がないものですから、教授が診察をして、その男の子の肩をたたいて、「男だからそういうことを気にしないで、がんばって勉強をしなさい」と言って、それで終わりでした。その子どもとお母さんが帰っていく姿が非常にさびしそうで、とても気の毒で、どうしてこういう患者さんを治療しないのかなと思いました。

そこで先輩たちに、なぜああいう患者さんを治療しないのかと質問してみましたが、当時の日本というのは、医学、とくに外科というのは、命を救うか救わないかというのが、医学であり、とくに戦争中は軍医が活躍したため、命を助けるか助けないかが外科の手術である。そういう観念がありますから、顔に変形があるというのはとくに命に関係はない。だから、そういうものをやるのは医学ではない。先輩たちがみんなそう言い、そしてそういうのには手をつけてはいけないとも言われました。

それでは、変形の顔を持った人は一生あのままなのか。その精神的な悩みというのは大変なものだと思ったのです。もし誰も手術しないというのであれば、自分でやろうかとその時、大それたことを考えました。今にして思うと、それは自分で考えたのではなく、神さまが私にそう思うよう導かれたのではないかと思うのです。

——その当時、形成外科というのはなかったんですね。

ええ。名前すらないんです。かたちを治すなんていうことは、日本にはかけらもなかった。もちろん先生もいないし、道具もないし、本もないし、何もないわけです。そういう時代です。当時はちょうど成人病というのがマスコミや世間ではやりだしたころで、いわゆる高血圧、心臓病、ガンなどの治療が、脚光を浴びはじめたころでした。みんなそちらの方に関心があって、顔に変形があるなどということは、世間から見捨てられていた時代です。

僕は、それも神さまのお導きだと思いますが、医学部に入ったときから感じていたことがあります。それはどういうことかというと、ちょうど学生のころは、肺結核で空洞といって肺に穴があく。それで死んでしまうので、その治療にピンポン球治療というのをやっていました。ピンポン球を肺の空洞に入れて、その空洞をふさいでしまうという治療がさかんに行われていました。

――普通のピンポン球ですか。

ええ。それが画期的な治療だということでさかんに行われていた。ところが、卒業が近くなってくると、あれは間違っていたということで、今度はピンポン球を取り除く手術がさかんに行われました。それで考えてしまいました。これを医学の進歩だと医者は言うけれども、手術を受けた人はどうなるのか。また取り出す手術を受けなくてはいけないということでしょう。

もう一つは、そのころ胃潰瘍はガンになる。潰瘍ガンですね。だから、胃潰瘍を見つけたらすぐに手術しなくてはいけないといって、胃を半分とか三分の一ぐらい切っていた。ところが、だんだん薬が発達してくると、手術しなくても薬で治るということに変わってくる。そうすると、手術を受けた人はどうなるのか。胃を半分とか三分の一にさせられてしまったわけでしょう。

それは治療の進歩だと言いますが、これを疑問に思いました。はたして本当の医療というのは何なのか。以前からずっとそう思っていました。それで医学会などに行って、すばらしい治療であると脚光を浴びる発表があっても、これが果たして本当かどうかというふうに見るようになってしまいました。

別にみんなインチキの治療を研究しているわけではありませんが、本当というのは、自然の法則に沿った治療かどうかということです。そうでない医療は、どんなに一時的に脚光を浴びても、かならずあとで副作用とか、そういうものが起きてくる。

そのような本物を考えるということは、母のおかげで子どものときから神さまの信心をやってきたことの、一つの影響ではないかと思います。本当の治療は何かと考えるようになったわけです。

こういうことを言うと外科の先生から怒られるかもしれませんが、破壊する治療というのは、やりたくない。例えば胃ガンだから胃を切るのは当たり前だと言われるかもしれませんが、そうではなく、そういう破壊をしないで治療する方法がないか。破壊せずに本来の健康の状態に戻すというのが、本当の医療ではないかといまでも思っています。

そういうことからすると、変形で生まれた人を正常の姿に持っていくというのは、本当の正しい医療ではないだろうか。もともと変形している、例えば唇裂というのは、生まれながらに鼻翼《びよく》や口唇《こうしん》が変形しているのです。これを正常な姿に戻す。これがいわゆる形成という意味なんですね。

形成外科というと、美容整形（現在は美容外科として独立しています）と間違える人がいますが、美容整形というのは、普通の状態をさらに美しくしようとする。一方、形成外科というのは、もともと変形を持っている人を正常に戻そうとすることです。そういうことからも、形成外科というのは当時はありませんでしたが、そういう変形を元の正常の姿に戻そうと自分で考えたわけです。

ところが、当時はただ考えただけであって、どうしたら勉強できるのかまったくわからない。先生もいなければ、道具もなければ、本もない。ただやりたいと思っただけなんです。しかし、これからお話しますが、いろいろなすばらしい縁が結ばれていって、いろいろな人との出会いによって、形成外科ができるように導かれていったのです。

外国の宗教でよく最初に言葉ありきと言われているように、最初にあるのは神さまのこころだと思います。このこころからすべてのものができてくる。これは本当だと思います。最初、そういった患者さんを救いたいと思った。形成外科という名前がないから、何かそういうものをつくりたいと思っただけなんです。それが、さまざまな縁が結ばれていき、本当に形成外科の治療ができるようになったのです。

形成外科に結ばれる縁

大学を卒業して、友人たちはそれぞれ自分の希望する学科や研究室に行きます。例えば内科希望の人は内科に行くし、外科希望の人は外科へ行き、眼科希望の人は眼科に行きます。多くの人が大学の研究室に入る。でも、僕だけは行くところがない。変形を治すという治療の科がないわけですから。

その時、義兄で、前の大野病院の院長がガンの研究で、ある研究室で学位を取った。「お前もそこに入って、勉強して学位を取りなさい」と言われ、そこの研究室に入りました。もともと兄は肝臓ガンの研究をしていたのです。

ところが、そこの教授が一年でほかの大学に移られた。次に来られた先生は、脳の専門の先生です。どういう先生かというと、専門的になりますが、脳の各部の酵素を組織化学から、その働きを見る。脳の酵素の働きを目で見られるようにする研究をされていた。この方面では世界的に知られた権威ある先生です。その先生が弟子を連れて、ほかの大学から来られた。だから、弟子たちはみんなそういう研究をしている。

ですから、脳の酵素の研究をしなくてはいけないはめになってしまったんです。でも、自分が望んでいる形成外科と脳の酵素とは関係がない。どうしようかと思ったけれども、行くところがないから、これも神さまのお導きかなと思って、そのまま研究室に残っていました。

そうしたら、その教授から私だけに、他の人とは違った研究テーマが与えられたのです。それは、脳に傷ができたとき、その傷がどのように治るか、それを組織化学から研究しなさいというものでした。それで傷を回復する酵素の研究をやりましたが、これが形成外科の基本中の基本の研究だったのです。

教授は、私が形成外科をやりたいと思っていることは全然知らないのに、なぜこのようなテーマを与えられたのか、考えれば非常に不思議なことです。

——傷はどのようにして治るかという研究ですね。

ええ。形成外科というのは、傷がどういうふうに治っていくかというのが基本です。四年間、毎日顕微鏡を見ていたでしょう。そうすると、体のなかで傷がどう治るかというのがわかってしまった。普通の先生は、皮膚を縫って、表面的な状態を見て、傷が治ったと言いますが、僕はなかからわかってしまう。なかを知っていますから、そのときに酵素がどのようになっているかということもわかる。その時には、これが形成外科の基本ということはわかりませんでしたが、後になってわかったわけです。

それで学位を取得しましたが、その後に行く科がない。でも、形成外科というのは皮膚の手術が多いから、皮膚科だったら少しは関係があるのではないかと思って、それから大阪大学の皮膚科に入りました。

そうしたら、当時は皮膚科というのはほとんど手術をやっていない時代で、例えばあざを取るのに植皮をする。どのように植皮をしたらいいかというので、教授をはじめみんなで研究してディスカッションをしているというふうでした。手術はめったにやらなくて、ほとんど軟膏治療、皮膚に軟膏を塗るという治療ですね。皮膚病の治療ばかりやっていました。

これもあまり形成外科とは関係がないなと思いましたが、そこで皮膚に軟膏を塗るということを覚えました。ところが、これがまた形成外科の治療に非常に重要だったんです。例えば傷があると、普通はそこに消毒液を塗って、ガーゼを貼って覆うという治療を、外科では例外なくやっています。

ところがそうすると、交換のときガーゼが傷にくっつきます。それをはがす。それを毎日やっていると、傷に刺激を与えて、傷が汚くなる。そこで、傷の上に軟膏を塗ってガーゼがくっつかないようにして、毎日交換をするという方法を知りました。それ以来、ずっとそういうやり方をしています。ですから、皮膚科に行って軟膏を塗るということを知ったのも、形成外科に非常にプラスとなりました。

そうやって皮膚科にいましたが、大学から大阪の府立病院の皮膚科に行くようにという命令があり、そちらに移りました。同じ皮膚科の治療なんですが、そこの医長さんというのが非常に変わった人で、皮膚病というのはただ軟膏を塗れば治るものではないというのです。

どんな病気でも安静にしなければ治らない。だから皮膚病も安静にしなければいけない。それで症状のひどい皮膚病の患者を入院させるんですが、それもただ入院させただけではいけない。皮膚に刺激を与えたら安静にはならない。皮膚病の安静というのは体だけではなく、皮膚に刺激を与えないことだ。それが大事な治療である。そういう独特な考え方を持っていました。

――なるほど。胃を切って安静にするというのはわかりますが、皮膚病で安静にするというのは普通はないでしょうね。

ええ。先生に言わせると、皮膚病だけがどうして安静にしなくて治るのかということですね。皮膚病も体の病気なんだから、胃や腸の病気と同じである。結核の患者は入院し安静にしなくては治らないけれども、皮膚病は安静にしなくても治るなんていうばかなことはない。皮膚病も他の病気と同じく、安静にしなければ治らないというのです。言われてみれば、当たり前の話でしょう。

ですから、入院させる。しかも、包帯を巻く。包帯で巻いたとき、皮膚に刺激を与えるような方法では安静にはならない。皮膚に刺激を与えないガーゼ、刺激を与えない包帯で巻かなくてはいけないということで、その医長が特別なガーゼと特殊な包帯を考えて治療をしていました。しかも、その包帯の巻き方というのが非常に難しいんです。

しかし、そこにいる間、毎日毎日、包帯の取り替えをしていたものですから、いつの間にかその先生がやっていた方法を覚えました。それが、形成外科の手術をやった後の、包帯固定というものに非常に役に立ったのです。

その後、織田先生という方に会って、はじめて形成外科の勉強をはじめるんですが、それまでも、いま言ったように、神さまの導きというか、ご縁を得て、いろいろな経験をしてきました。そういうことで形成外科の勉強ができる下地ができていったわけです。

こういう話をすると、いかにも幸運で要領よく、そういうものを経験してきたと人は言いますが、実際はそうではないのですね。

このあいだ、シャンソン歌手の石井好子さんの話を読んですごいと思ったのは、あの人は八十歳で、いまも現役です。彼女が何かの時、「私はこうやって、いろんなすばらしい人と出会い、いろんな人のおかげでいままでやってくることができた。私は幸運です」と、こういう話をした。

そうしたら、聞いていたある人が、「それは別に幸運ではない。どんな人でもそういう幸運というものに出会っている。神さまのお導きというものにみんな会っている。それに気がつくか、気がつかないかだけである。成功した人は、それに気がついて、自分のプラスにした人である。だから、あなただけが幸運ではない」と、そう言われたと書いてありましたが、読んでいて、その通りだと思いました。

もし、その大切さに気がつかなかったら、皮膚科の包帯も、学位の研究も、何のプラスにもなっていなかったと思います。でもその時、大変なプラスだと気がついたからうまくいった。これが人生だと思うのです。自分は不幸なことばかり見舞われると言う人が大勢いますが、それは幸運というものに気付かなかったからだと思います。

神さまというのは、この人に不幸を与えて、この人には幸せを与えるなんていうことはなさらない。すべての人にチャンスをくださっています。それを摑むか摑まないかの違いだと思います。

それには、いつも言っているように、やはり我欲をなくして、神さまに近づく生活をすることです。そうでないと、せっかくのチャンスをみんな逃してしまうことになるのです。それが、世の中で成功するか、しないかの違いだと思います。

神さまを信じないと言う人がいます。神さまはなぜこんな病気や、こんな不幸を与えるのかと言う人がいますが、それは神さまがそうしているのではなくて、自分が神さまのお恵みをつかまないだけの話だと思うんです。

このあいだも、ある会で隣り合わせた人がいて、自分は神も仏も信じない。どうしてかというと、その人は事業をやっている人でしたが、お釈迦さまも神さまも、何も自分がやっていることを助けてくれない。だから信じない。そういうことを平然と言っていましたが、それは違うのではないかと思います。

まったく分かっていないのですね。つかまないのは自分がつかまないだけで、神さまのお恵みというのはみんな平等に来ている。それがわかるか、わからないかの違いだと思います。だから、神があるとかないとか、そういう問題とは違うんです。

宇宙のはじめから神さまはいらっしゃって、いのちというのは縁によって結ばれ伝わっていくと思うんです。神さまと人間とを結び付けるものが縁だと思うんです。それに結ばれるかどうかということなんですね。ただそれだけだと思います。

――お恵みをつかむというか、縁を結ぶ、ということでしょうか。

形成外科の父・織田先生と出会う

ええ。これから織田先生の話や婦長の話になりますが、いま言ったように、府立病院で二年間皮膚科の勉強をしました。そのときたまたま大阪で、当時形成外科とは言いませんでしたが、顔面の変形について一人で研究して治療している先生がいるということを耳にしました。手術がずば抜けてうまい。世界的にうまいという話を聞きました。

そこで、どうしてもこの人に教えを請いたいということで、織田先生のところを訪ねました。先生は大阪の北浜に病院を持っていましたが、その病院というのが世にも汚い病院で、今どき通用しないような、木造三階建てのちょっと傾きかけた病院でした。そこを訪ねたわけです。

最初に訪ねたときに名前を言って、こういうことでぜひ手術を教えてほしいと言ったとたん、「ばかやろう。てめえ、さっさと帰れ」、これで終わりです（笑）。話も聞いてくれない。そうやって追い出されました。でも、この先生を見て、この人はすごい。どうしてもこの先生に習いたいと思った。なぜそう思ったのかはわかりませんが、何かそういうものを知らずにつかんだんでしょうね。

二回目に行ったときも、話も聞かないで「帰れ」と言う。さすがに参りました。どうしてその先生が「帰れ」と言うのか。後でわかったんですが、その先生は手術がずば抜けてうまい。こう言っては悪いけれども、大学の外科の先生なんて問題ではない。すごい手術の腕を持っているでしょう。

だから、外科の医者が手術だけを習いに来るんです。そういう技術だけを習って、患者の治療をしようとする。だから、みんな来ても三ヶ月と続かない。それは自分の欲ということでしょう。技術だけ学んだら帰ろうということですから、その先生は気に入らない。

手術というのはそんなものではない。一生をかけてやらなくてはできない問題である。それを、ちょっと来て勉強しようなんて言語道断だということで、いっさい弟子を取らない。そういう先生ですから、「ばかやろう」と怒鳴るんですね。でも、どうしてもその先生に習いたいということで、三回目もまた行きました。

そうすると、「お前みたいにしつこいやつは見たことがない。そんなに言うんだったら、おれの言うとおりにやるか。もしやるんだったら教えてやってもいい」と言うんですね。「学位も取って一人前の医者になっているようだけれども、いままでの医者の経験を全部捨てられるか。かけらでも持っていたら、おれは教えない。全部捨てられるのなら教えてやろう」と言われたので、「捨てます」といいました。

「ただし月給はやらないぞ。月謝を払え。ただでおれから教わろうとしているのか。ずうずうしいやつだ。月謝を払え」と言うんです（笑）。それはそうなんですが、ここへ来るためには府立病院を辞めて来なければいけないわけでしょう。

「私には女房も、子どももいる。だけど、夜間診療でなんとかやりますから、月給はいりません。ただ、月謝だけは勘弁してください」と言いました。「あつかましい野郎だ」と言われましたが、それでも許されて先生の病院に行くことになりました。

でも、すぐに手術を教えてくれたかというと、とんでもない。手術なんてかけらも見せてくれない。あとでわかったことなんですが、要するにいままでの知識を捨てろということなんですね。どういうことかというと、普通の外科の知識では、皮膚を切ればそこに傷あとが残る。たとえば盲腸の手術をしても、そこに傷あとが残る。それをどうしたら目立たないように治療できるか。普通の外科の医者はそう考えるわけです。

しかし、形成外科は違うんです。その時はまだ形成外科とはいいませんでしたが、そうではなくて、人間というのはもともとオギャーと生まれてきたときには傷はない。それなのに、どうして皮膚を切ったら傷が残るのかというわけです。逆の発想なんですね。どうして傷が残るのか。だから、もともと傷が残らないのが当たり前で、残らないようにするのが、形成外科の治療である。そういう頭の切り替えです。これがいままでの知識を捨てろということなんですね。

それで、「おまえ、やるか」と聞かれたから「やります」と言ったら、まずやらされたのは、コッヘルといって、血管から血が出たら、パチッとはさんで血を止めるものがあります。外科の医者はみんな手術をするとき、それでパッと止血する。外科のコッヘルというのはけっこう大きいんです。それでパチッとやる。ところが織田先生が使っているのは、特殊なもので小さくて細い。それで止血する。

「これを一日やっていろ」と言われて、ただ一日カチカチとやっていました。これをやるものだから、普通の外科医は逃げてしまう。一人前の外科医をつかまえて、朝から晩までカチカチやっていろと言えば、逃げてしまいますよ（笑）。

でも、僕はカチカチやりました。何でもやりますと言ったんだから、何でもやらなくてはいけない。部屋に汚い椅子と机があって、そこに座って一日中カチカチやるだけです。朝から夕方の五時まで、これだけです。ほかには何にもしない。何にも見せてもらえない。これをやったら、だれでもみんな逃げますね（笑）。

それを四、五日やりました。そうしたら、「形成外科の本を読め」と言われて、ドンと机の前に置かれたのが英語の本です。しかもこんなぶ厚い本です。そのころ日本語で書かれた形成外科の専門書はなかったんですね。

あまりに厚い本で、「どこを読むんですか」と聞いたら、「ばか者、読めと言ったら、最初の一字から最後の一字まで読むんだ」と言われてしまった。日本語でも、こんなものはなかなか読めません。まして英語ですから、「とても読めません」と言ったら、「おまえ、何でもすると言ったじゃないか」（笑）。

しかたがないから読んでみましたが、形成外科というものの知識がないですから、いくら読んでも何が書いてあるのかさっぱりわからない。何にも意味がわからない。でも、「おまえが読んだか読まないか、おれにはわからないから、毎日大学ノートに訳文を書いてきて、毎朝、おれに見せろ」と言うので、必死になってやりました。

しかも僕は字が下手なものだから、一字一句やっとの思いで書いたんです。それで朝に出て来て「おはようございます」と言うと、「早く見せろ」。それで見せると、パーンとノートが宙を飛ぶんです。「てめえ、これでも大学を出た医者か」(笑)。それで毎日ノートが飛ぶ。誰もつとまらないはずです。

その先生は九州大学を出て、九大で外科の講師をしていた人で、天才的に頭がいい。さらに語学の天才です。英語、フランス語、ドイツ語がペラペラです。そういう本もたくさんあって、毎日読んでいるんです。読んではその本を持ってくるんです。とても読めるわけがない(笑)。

いちばん最初にもらった本が、アメリカの軍医の本なんです。軍医の形成外科の本です。それを見て、これでは日本は負けると思いました。日本の軍医は、ただ傷を縫っていのちを助ければいいということをずっとやっていた。ところが、アメリカは戦争の最中に、どうやったら傷がきれいに治るかということをやっている。日本の外科とは雲泥の差です。これでは、とても日本はアメリカに勝てるわけがないと思いました。どうやったらきれいに治るかということをやっているんですから。

しかも、形成外科というのは、外国にも大したものがないんですが、もとはヨーロッパなんです。イギリスとかフランスからスタートしていますが、実際はアメリカが抜いてしまっている。現実的にどうやったらよくなるかということが、軍医の教科書になっている。それを読んで、本当にアメリカというのはすごいと思いました。

たとえばZ縫合という方法があります。傷を英語のZの字にわざわざ切って縫う。真っ直ぐに切って縫わないで、Z字に切って縫うという方法があります。最初、なぜこんなふうにZ字に縫わなくてはいけないのか。これがわからない。でも、これも経験してくると、Z縫合というのは縮んでいる場所を伸ばすとか、傷を縮ませないとか、そのためには非常に有効な方法なんです。それが形成外科の基本なんです。

たとえば頬にある傷でも、これをまともに縫うと、そこが縮んでしまう。ところが、その傷を、しわの方向に持っていくと目立たない。額でも真っ直ぐ縫うと、しわに直角になってしまう。傷を横に持っていくと目立たない。縦にすると、どんなにきれいに縫っても、筋がついてしまう。ですから、縦の傷を横に持っていく。寝かすというか、そうやってわざわざ横に向けるという方法をやるんです。

いまZ縫合のことを言いましたが、これをそのまま聞いても何の意味なのか、なぜZ字に縫わなければいけないのか、はっきりとはお分かりにならないかもしれません。私もこのZ縫合を英語で書いてある本を読んで、それを日本語に訳してみたのですが、はじめは形成外科の知識も経験もないものですから、なぜそんなことをしなくてはいけないのか、理由がわからない。だから、英語を訳してみたところで何のことかさっぱり分からない。そうするとノートが宙を飛んでくるということになるわけです(笑)。

でも、分からないなりに半年間読んでいると、それが不思議とだんだん分かるようになってくる。辞書を引かなくても、見ただけでわかってくるようになりました。そこで、自分では気づきませんでしたが、頭の切り替えというのをやらされたわけですね。

その先生は、だいぶ頭が切り替わったということを見て、「それでは今日から実際の手術を教えてやろう」ということで、始まりました。そのときはじめて手術で助手として前に立たせてもらいました。

織田先生に教えられたこと

ところが、その手術の厳しさというのは、普通の外科とはまったく違いました。なにより も細かいでしょう。それに助手は私一人しかいないから、血を拭けとか、電気を照らせとか、この糸を持てとか、ポンポン言われる。手は二つしかないんですから、いっぺんにできるわけがない。「できません」と言うと、思い切り蹴飛ばされるんです（笑）。

あのころは木のサンダルを履いていたんです。下はタイル張りで、流れ出た血を手術後、水で流すようになっていた。だから手術中は木のサンダルを履いていました。手は消毒しているからどうにもならない。だから、手術台の下からそのサンダルで蹴飛ばす。いやというほど向こう脛を蹴飛ばされました。それは目から火が出るなんていうものではなかったですね。おれの言うとおりにやれというわけです（笑）。

それでも、別に腹が立つこともなく何とかやってこられたのは、いつも言っているように、「形成外科を習いたい。あの人たちを救いたい」という夢を持っているものだから、忍耐できたんだと思います。

最近の若い人は我慢しようとしても、しきれずにすぐ「切れる」と言うでしょう。それはなぜかといえば、ひとつには、夢がないからだと思います。

いつもいうように、我慢と忍耐というのは違います。夢を持つと、おのずから忍耐をする力は出てきます。夢を持っていたから忍耐できました。別に我慢しようとは思っていませんでしたが、おのずから忍耐できたんです。

先生のところで、本当にいろいろと勉強させられました。そこで四年間習いましたが、手術の方法というのはほとんど習ってはおりません。先生は手取り足取りは教えてくれない。ただ、自分のやっていることを見ろというんですね。実際にこういうときはこういう手術をするということは、ほとんど教えてもらっていません。そうではなくて、毎日の経験から、いろいろなことを勉強させてもらいました。

唇裂の手術をする時、あのころは石膏で顔のマスクをつくるんです。そのマスクの上に線を引いてデザインして、どういう手術をするかということを、織田先生は考えていた。この石膏で顔の型を取る、それで石膏という技術を覚えました。

これがあとになって非常に役に立ちました。たとえば、片耳のない人がいますね。そうすると、もう一方の耳の型を取っておいて、反対側をそれに合わせる。そういう石膏で型を取るやり方が、非常にプラスになりました。

それから、口の手術には歯医者さんの道具をよく使っていました。普通の外科の医者は使いませんが、歯医者の道具というのは、細かい手術をする形成外科にとても役立つんです。それに先生は気がついた。ですから手術室には歯医者さんの道具がたくさんありました。そのおかげで、私が形成外科医として独立するとき、ずいぶんと参考になりました。

実際の手術、たとえば唇裂の手術をするとき、手術した後で唇が動いたらきれいにならない。しかも、傷というのは緊張していると開く。ですから、口元を緊張しないよう、皮膚をゆるめないといけない。そのために、頬から口元に枠をはめる。その枠をどのようにしてつくるか。歯医者さんの歯の矯正というのは針金でやりますね。その人の顔に合わせてペンチでつくる。そういうことにヒントをえて、織田先生はやっていました。実際に、一人ひとりの患者さんに合わせてその枠作りをやらされました。そうしたことがこの時期に全部身についたのです。

——織田先生というのはたいへんな方ですね。

ええ。それから、先ほど言った包帯の巻き方ですね。織田先生は手術後、包帯を巻くということを充分にまだされていなかった。でも、傷の手術をした後は、包帯というものをきっちり巻かなくてはいけない。そのときに、府立病院で習った包帯の巻き方が非常に役に立ちました。

しかも、府立病院の皮膚科の先生から教えてもらったことですが、傷というのは安静にしなくてはきれいに治らない。顔だけに限りませんが、傷というのは動いたらきれいにならないんですね。いかにしたら安静にできるか。包帯で顔面をいかに固定して、安静にするか。顔面の包帯の巻き方というのは至難のわざです。それを自分で覚えました。とくに習ったわけではないけれども、そういう包帯ができるようになった。そういうことも、この四年間で、完ぺきにできるようになったわけです。

――いつぞやおっしゃっていましたが、織田先生のところで神棚を祀られた。それでずいぶん患者さんが増えたというお話がありましたね。

昔から、手術というのは技術だけではだめだと思っていました。こころというものが大切だと思っていましたから、やはり神さまに祈るということをしなくてはいけないと思っていたんですね。

もう一つは、先生は腕がよく、有名な先生ですから、全国からたくさん患者が来ます。けれど、難しい説明をするので、手術をしたほうがいいのかそうでないのか分からず、結局、手術をしないで帰っていく人も多く、それでいつも病室はガラガラなんです。それでは病院の経営は成り立たないだろうと思ったわけです。

それに、なにより勉強するためには手術を見なくては勉強にならないでしょう。それで、患者さんがたくさん手術を受けてくれないと困る。そこで、神さまにお願いしようと思ったのです。

そのころ父は、京都の下鴨神社の宮司をしていましたが、そこに昔から葉室の家にあった大国さまをお祀りして、神社がものすごく発展しはじめたんです。そこで、その大国さまのお像をもらってきて、院長室に飾ってもいいかと先生に聞きました。

そうしたら、織田先生は信仰心はあまりない先生だから、「おまえ、どうするつもりか」と言われるから、「先生は何もしなくていいです。私が毎日お祈りしますから、飾らせてください」と言ったら、「勝手にしやがれ」と言われたんですね（笑）。それで勝手に神棚をつくって、毎日水を替えたり、お祈りしたりしていました。

そうすると、なんとその月から病院は満杯になった。私がいる間、一日も部屋が空くという日がないぐらい、次から次へと患者さんが来るようになりました。

むろん、ただ神さまをお祀りしただけではなくて、患者さんが診察に来るでしょう。織田先生は学者ですから、診察する時も、普通の人が分からないような難しい専門的な話をよくされますし、患者さんに優しい言葉をかけるというようなこともあまりされませんでした。

そこで、診察を終えた患者さんを玄関で引き止め、「ここの先生は世界的に手術が上手な先生ですから、ここで手術を受けられたらきれいになり、幸せになりますよ」と説明して、患者さんが安心して手術を受けられるようにしたのです。

――それで患者さんがたくさん入院するようになったんですね（笑）。

ええ。それから満杯になりました。そこまではよかったんですが、この先生は明治生まれの大先生だから、経済観念というのがゼロなんです。なかにはこんなこともありました。何しろ僕という弟子ができた。人間というのは自分の後を継いでくれる弟子ができるということが、最高にうれしいものです。僕が来て先生の言うようにできるようになったことを非常に喜びました。そうすると、先生が離さない。

一日中、仕事をやって終わるでしょう。終わったら必ず帰りに「飯を食いに行こう」と誘われる。「鮨屋に行くから付いて来い」とか、毎日付いて行かされるんです。しかも、小料理屋のおかみと院長はいい仲なんです（笑）。その小料理屋に連れていって、先生はおかみさんと親しく話をしている。その目の前に料理のお膳が出て、「おまえ、食え」と言われますが、とても食べられたものではありません（笑）。

しかも金銭感覚というものがゼロでしょう。先生の病院は保険制度をやっていませんから、みんな現金払いなんですね。お金が入ってくると事務長が金庫に入れる。それを先生が「おい今日、一緒に料理屋に行こう」と言って、その金庫を開ける。ガバッと札束をつかんで、「行こうか」と言う。事務長もびっくりです（笑）。計算しなくてはいけないのに、その観念がないんです。いくら持っていくかとか、そういうことではなくて、握れるだけ握って「さあ行こう」と言う（笑）。

ですから、こんなことは活字にできないんですが、事務長の仕事というのはその帳尻を合わせることでした。いくらお金が入ったのか、いくらお金が出ていったのかわからないから、その帳尻合わせが事務長の仕事でしたね（笑）。

――いろんなことがあったのですね（笑）。

そういう観念がゼロの人でしたが、いまどき見られないような先生でしたね。四年間いろんなことを勉強しましたが、その先生が、おれに本当の弟子ができた。これで形成外科の病院をつくることができる。もちろん当時、形成外科とは言いませんでしたが、そういう専門の病院を日本ではじめてつくろう。おまえが来たからできると言われたのです。

先生は九州大学出身でしたので、「おれが九大に行って、医療機器とか、麻酔とか、全部手配をしてくる。新しい病院を建てよう。おまえはその間、病院の留守番をしておくように」ということで、織田病院で留守番をしていました。

しかし、織田先生が九州に行くために伊丹から飛行機に乗って、その飛行機がまだ大阪上空を飛んでいるときに、義兄である大野病院の院長が、手術室で患者のガンの手術をしている最中に、脳溢血で倒れてしまったのです。それで、大野病院はパニック状態になって、大変な騒ぎになってしまった。

どうにもならなくて、姉が「すまないけれども大野病院に来てくれないか。このままでは収まらない」と言うんですね。でも、そんなことを言われても、織田病院の留守番をしているのだから、行くわけにいかないでしょう。

とにかく、早速九州に電話をして、こういうわけだから帰ってきてほしいと言いました。織田先生も信じられないんです。それをやっと納得させて、先生に帰ってきてもらい、大野病院に移ることになりました。

そういうふうに、劇的な運命が多いんです。徐々になったというわけではなくて、あるとき突然に変わる。これも神さまのお導きだと思うんですね。

そして、いよいよ織田病院を辞めて大野病院に行くという最後の日、はじめて先生が手術に対するいろいろな注意を教えてくれました。この手術はこういうことに気をつけなくてはいけない。こうやってこうやるといい。そういうことを四年目にしてはじめて教えてくれました。そのときの先生の気持ちというのが痛いほどよくわかり、感動で胸がふるえました。

でも、僕がいなくなってしまったことが、先生にはこたえたのかもしれません。それからしばらくして先生は亡くなられてしまったんです。先生の夢が消えてしまった。弟子がいなくなり、病院を建てるという夢が消えてしまったんですね。それは大変に申し訳ないことですが、すき好んで移ったわけではなく、大野病院を救わなくてはならなくなったわけです。これも神さまのお導きだと思います。

もし義兄がそこで死んでいなかったら、そのまま織田病院の副院長としてずっとやっていたと思います。それがいきなり、大野病院の院長になってしまったんですね。

II　形成外科医として歩む

大阪・大野外科病院長

――大野病院というのは、当時、大阪で相当大きな病院ですね。

当時は個人病院としては、大阪ではいちばん大きな病院でした。そこに、姉の弟ということで入ったわけです。義兄には男の兄弟がいませんでした。姉の希望で入ったわけです。いつも言っているように、僕は東京生まれの東京育ちです。大学は東大へ行こうかというのを、阪大へ来てくれと。病院が大きくて一人ではたいへんだから、その病院を兄と一緒にやってくれないか。そういう姉の希望で大阪に来たわけです。そうしたら、そのとおりになってしまったんです。

――病院長として入ったわけですね。

私の専門は、いま言っているように、形成外科ですが、大野病院には形成外科の患者さんは一人も来ません。織田先生はそれだけ有名だから、患者が全国から来ていましたが、僕は無名でしょう。形成外科をやっているということは、だれも知らない。ですから、形成外科の患者は一人も来ない。院長になったけれども、医者としての仕事が全くないわけです。それで、どうにもしようがなくなりました。

――困ってしまいましたね。

ええ、どうにもならない。しかしその時たまたま参議院議員選挙がありました。助産婦会の会長が全国区の参議院の議員に立ったんです。それで全国を回っていた。そして大阪に来られて大野病院に来たんです。

その会長と会った時に、変形を持って産まれた赤ちゃんたちの手術をしていると話したら、たいへん喜んでくれました。助産婦として、そういう子どもが生まれたとき連れて行く病院がないというわけです。

――そういう赤ちゃんも産まれるんですね。

ええ、そういう赤ちゃんが産まれた時、治療をしてくれる病院というのがないので、助産婦さんたちは非常に困っていたのです。だから会長さんが、これを知ったらみんな喜びます。全国の助産婦会の機関誌がありますから、どうかそこに原稿を書いてくださいと言われました。しかも、会長自身が書いたことにして書いてくださいと言われた。ですから、葉室院長という人はこういうことをやっているという記事を書いたんです。会長の名前で書いたんですが、それが全国に出ました。

それから患者が全国からどっと来るようになりました。それも神さまのお導きだと思うんです。そういうことがなかったら、形成外科をやめていたかもしれませんね。どんなに腕をみがいても、患者がいなければどうしようもないですから。

——そうでしたか。形成外科医としても軌道に乗ったわけですね。

ええ。でも、形成外科の手術というのは、なみたいていのことではない。はじめて赤ん坊の唇裂の手術をしたときのことです。いままでは織田先生の助手でしたが、今度は自分で執刀する。赤ちゃんの顔にメスを入れようと思っても、おそろしくて手の震えが止まらない、いまだに忘れませんが、手術ができない。四年間、織田先生に習っていましたが、自分一人になるとおそろしくてできないほどでした。

だから、首から上と首から下というのはまったく違う。顔にメスを入れるということのおそろしさですね。顔というのは、やはり神さまがつくられた美だといつも言っていますが、顔というのは、ほかのところとまったく違うと思うんですね。

人間の顔というのは、動物とはまったく違う顔でしょう。とくに丸みですね。人間の顔には丸みがある。この丸みというのは神の美だと思うんです。これは人工的にはつくれない。どんなにやってみても、自然のようにはならない。

たとえば唇裂の手術をすると、唇だけでなく鼻も変形している。割れているほうの鼻が歪んでいるんです。それをいいほうの鼻と同じ丸みに治すのは至難のわざです。

この鼻翼、鼻の丸みですが、これをどんなに工夫して手術してみても、そこに不自然さが残ります。どんなに人間が努力しても、正常を一〇〇としたら、八〇パーセントくらいのものしかできない。あとの二〇パーセントは、人間の力が及ばないところにある。

そこは、やはり神さまに導かれるという手術でない限り、それ以上はできないと思いました。だから手術は自分でやるのではなくて、神さまに導かれてやるものである。そういう祈りの手術をしなくてはいけないということで、ずっとやってきました。

――人間わざでは、どうしても不自然さが残る。だから祈りの手術を目指されたと。

本当にいろんな患者さんとぶつかりました。ある女子高校生が唇裂で、赤ちゃんのときに手術を受けているけれども、大変な変形が顔に残っている。学校には行くけれども、高校で修学旅行に行かなければならない。

それが嫌だと言う。友だちはいつも見ているから何も言いませんが、修学旅行でいろんなところに行って、自分の顔をさらすというのはとても耐えられないと言って、修学旅行には絶対に行かないと言い出した。

その子のお母さんがそれを聞き、大阪に顔の変形の治療をする医者がいるということを知って、大野病院に連れてきました。それまでいろんな病院に行っていますが、どこへ行っても治らないと言われているんですね。それで、「治してあげる」と言っても、その女の子は信じない。それでも手術のために入院してもらったのですが、何と二階の窓から飛び下りようとした。早めに見つかったから無事にすみましたけれど、それほど思い詰めていたんですね。

でも、結局、手術をしてきれいになりました。それで、退院のときに彼女が一人で院長室に入って来たんです。手に一輪の赤いバラを持っている。お礼を言おうとするんですが、胸がつまって言葉にならない。そこで、黙って一輪のバラを差し出して、目に涙をためてたたずんでいる。僕も感きわまりましたが、いかにその子がうれしかったかということですね。そういう患者さんもいました。

それから、九州からある女性が来ましたが、その人もひどい唇裂でした。唇裂といっても、片側が割れている人と、両側とも割れている人がいます。両側というのは、唇裂のなかでもいちばん最悪の状態です。その両側が割れている女性が、助産婦さんの紹介で来たことがありました。

見たら本当にかわいそうなんです。「きれいになるから安心しなさい」と言ったら、喜んで地元に帰ったんですが、九州のほうでは「大阪の医者にだまされている。こんなものがきれいになるはずがない」とさんざん言われていたようです。そういうことがあるんですね。でも、本人はどうしてもきれいになりたいからと手術を受けて、本当にきれいになりました。両側だから、片方ずつ二回やらなくてはいけないんです。半年間ほどかかりましたね。

きれいになったから、「せっかく治ったのだから看護婦になってはどうですか。病院から看護学校に通わせてあげるから」ということで、その人は看護婦になりました。うちの病院に来て看護婦になった人は何人もいます。そういう話をしていると、きりがありませんね。

麻酔の話

——ところで、麻酔のことではずいぶんご苦労をなさったそうですね。形成外科では麻酔をかけるのですか。

ええ、もちろんです。ただ当時、日本ではやっと全身麻酔が始まったころですし、とくに形成外科では顔の変形では全身麻酔をやっていませんでした。ところが、赤ちゃんというのは動くでしょう。動いて泣いているのに、とてもじゃないけれども、手術はできない。僕はだいたい一人の患者に、六時間とか七時間という時間をかけるんですね。

——そうですか。普通は一、二時間くらいだそうですね。

ええ。七時間というのは、人間が立っていられる限界です。おしっこもできないし、水も飲まず立っている。その極限までやらなければ、顔の手術はできない。それでも完璧ではないけれども、そこまでやらなければ、その人にとっての幸せな顔をつくるということはできるわけがない。

だから、六時間、七時間かけるんです。でも局所麻酔では、赤ちゃんはギャーギャー泣いてしまって、とても手術はできません。それを何とか全身麻酔でできないかと思いました。それで麻酔科の先生に、形成外科の全身麻酔をお願いできないかと頼みました。そうしたら、大学でもそういう形成外科の麻酔をやったことがないと言われました。

どうしてできないかというと、赤ちゃんは小さいから難しいというだけではなくて、例えば普通のおなかの手術をする場合、麻酔というのは、口から管を気管のなかに入れて、唇のところで固定する。麻酔の先生は頭の上から患者の容態を見ながら、心電図などを見て、麻酔をかける。それが常識です。

ところが、顔の手術の場合、私が顔のそばに立つのですから、麻酔の先生が頭の上にいたのでは邪魔になって手術ができない。だから、麻酔の先生に胸のほうにさがってくださいとお願いしたら、そんな危険なことはできない。それでは患者の容態が分からないから、胸のほうにはさがれないと言われました。

しかも、口の真ん中に管を固定したのでは、肝心の唇の手術ができない。口を横のほうに引っ張らない正常の状態にして、端のほうで管を固定してくださいとお願いしました。そうしたら、そんなことはできない。それでは麻酔がうまくいかないというんです。

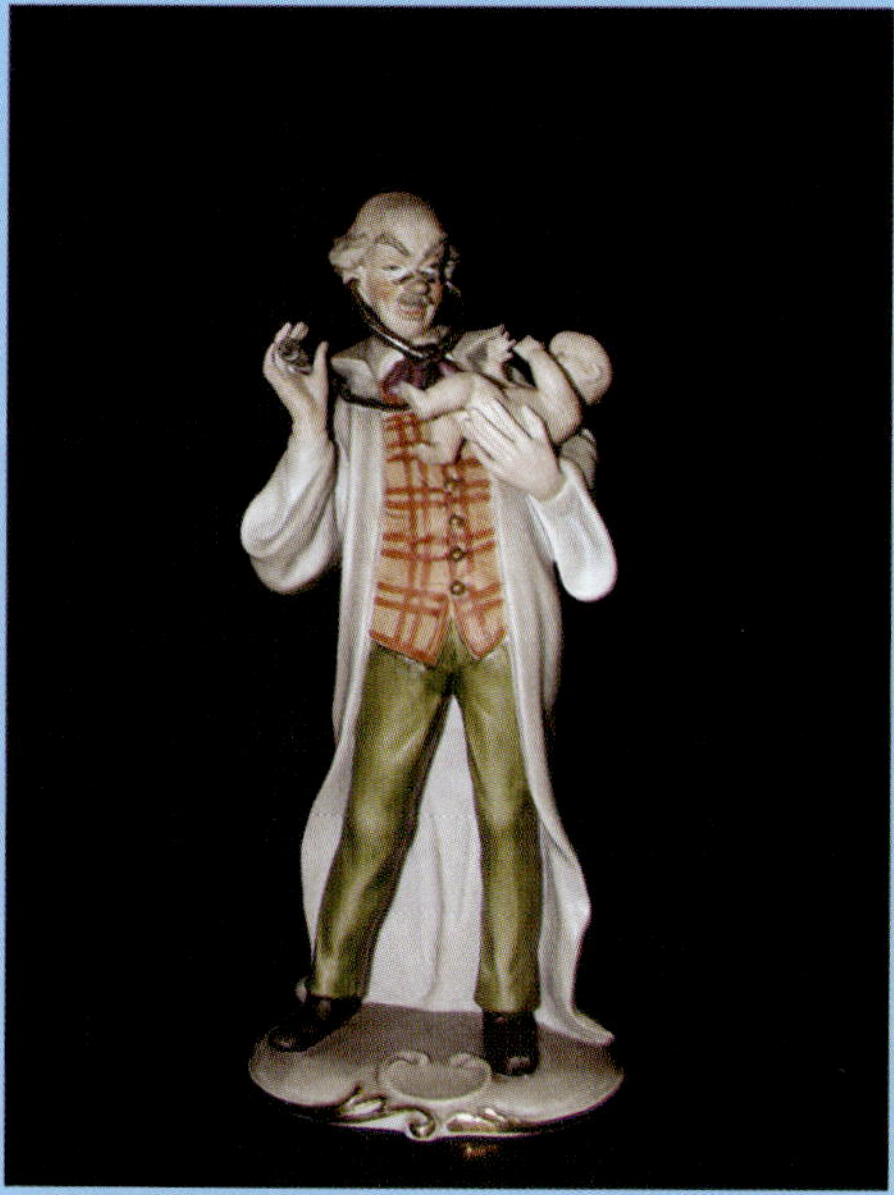

赤ん坊を抱く医師

そういうことですったもんだしましたが、結局その麻酔の先生も、こういう赤ちゃんを幸せにしなければいけない。そのためには何とか工夫しようということで、全身麻酔をやってくれることになりました。これは非常にありがたいことでした。そして、全身麻酔で形成外科の手術ができるようになりました。麻酔の先生が胸のほうにさがってくれたんです。

しかも、麻酔というのは、いまは自動的にやっていますが、あのころは手で大きなマリのようなものを握ったり開いたりして、呼吸させるでしょう。しかも、聴診器でずっと心臓の音を聞いているんですから、大変な仕事です。

そこで麻酔の先生が、普通にこんなことをやっていたのではだめだからと、自分で工夫して親指だけで操作ができるようにして、麻酔をやってくれました。子どもの場合、そんな大きなものがあるとそれが邪魔になってしまうでしょう。おとなはいいんですが、子どもは顔が小さいから、そこに大きなマリのようなものをつけられたのでは、邪魔になって手術ができない。言葉ではちょっと説明しにくいんですが、工夫して小ぶりのものをつくり、麻酔をしてくれました。

しかも、形成外科の麻酔というのは、胃の大手術をするとか、そういうものではなくて、いのちがどうこうという手術ではないでしょう。そのうえ、赤ちゃんは体が小さい。だから、麻酔の侵襲というか、害を最低限にしなければいけない。ですから、麻酔が覚めるか覚めないか、そのギリギリのところでかけてくれました。これは非常に難しいんですね。

でもそうすると、七時間かけて手術が終わると同時に目が開く。そういうすばらしい麻酔をかけてくれました。だから、麻酔による障害というのは非常に少ないですね。そういうことでずっとやってくれました。それも非常に幸せなことだったと思います。

――それは、麻酔科の先生にとっても、麻酔の常識を変えるようなことだったわけですね。

ええ、麻酔の常識ではないことをやっている。そういう変形の人を幸せにしたいというところから、そういうことをやってくれました。非常にありがたかったです。

形成外科の目的と麻酔医の目的は相反するんです。麻酔の先生は、手術をするのに安全な場所で麻酔をかける。これは当たり前の話でしょう。そうやって麻酔をして手術をしてもらいたい。ところが、こちらはそうではない。それでは手術はできない。相反するんですが、その両方を満たすようなことを、その先生がやってくれた。非常にありがたいことですね。

――いま形成外科では、そういう赤ちゃんの手術は全身麻酔でやるんですか。

いまはそれが当たり前です。形成外科も進んできましたから、もちろん全身麻酔をやっていいます。でも、当時は全然どこもやっていませんでした。

――そういう時代だったんですね。大変なことでしたね。

そういういろいろな経験をしました。

葉室形成外科病院

――大野病院の院長として活躍をされますが、その後、形成外科病院を開業なさって、いまの婦長さんとも出会っていかれるのですね。

いちおう病院の経営も軌道に乗ってきた。姉の息子である甥も一人前の医者になってきましたから、甥に譲って自分で形成外科の病院を建てようと考えました。それで大野病院を出て、天王寺に形成外科の病院を建てるまでの一年間、湯川病院というところで――そこはノーベル賞の湯川秀樹博士の実家の病院ですが、そこで形成外科をやっていました。

なぜ湯川病院に行ったかというと、僕は健康保険をやっていなかったから、普通の病院ではできないんですね。自由診療ですね。湯川病院の院長と大野病院の死んだ義兄とは阪大で親友という関係もありましたし、また湯川病院は保険をやっていない自由診療の病院だったんですね。それで、湯川院長が、では一年間、私の病院を使いなさいとおっしゃってくださったので、病院の一部を借りてやっていました。

その間、一日も早く専門の病院を建てようと思ったけれども、お金もなく、思うように建てることができない。でも、これは自分のために建てるのではなく、気の毒な人を救うために、どうしてもある一定の規模を持った病院が必要だと考えました。別にお金をもうけようとして建てるのではない。

また、治療には全国から患者さんが来ますから、建てるのだったら何かわかりやすい目印のあるところがいい。それで考えたのは、環状線の駅のすぐそば、天王寺の周辺だったら分かりやすい。そのあたりだったら病院を建てられると考えました。

そこで、天王寺の周辺、駅の近くで、病院を建てる土地を探しましたが、そんなうまい話はない。そうしたら、銀行から話があって、抵当流れになる直前の土地があるという。家内と見に行ったら、そこに木造の汚い会社が建っていました。この会社が抵当で流れるところだと言うんですが、そうしたら、ここは駅に近いし、角地だし、前に公園がある、最高の場所だと家内が言うので、それもそうかなと思って、そこでいまの土地を買いました。これも神さまのお導きだと思うんです。

その頃、私は豊中に住んでおりましたが、その家が大阪万博のための道路に引っかかり、立ち退かなければならなくなりました。それで、私の家や土地を国が買い上げたので、そのお金で今の土地を買うことができました。立ち退きのお金には、ある金額まで税金がかかりませんので、そのまま土地を買うお金として使うことができました。ちょうど万博の計画と、私が病院の土地を探す時期とが一致したということも、神さまのお導きではないかと思っています。

それで次に病院を建てることになりましたが、土地は買ったけれども、病院を建てるお金がない。そうしたら、これも神さまのお導きで、湯川病院で治療していた時、ある建築会社の社長さんと知り合ったんですが、その人は変形を持った患者さんをたくさん見ていたから、これはかわいそうだ。何とか専門の病院を建てなければいけない。ぜひ協力させてほしい。お金は収益を上げてから払ってくれればいいですからと言う。医療器具のほうも、もうけ払いで結構ですと言ってくれて、それでどうにか建てられたんです。

しかも、最初はお金がないから、三階建てのものを建てる計画にしましたが、ある人がそれはだめだ。エレベーターをつけて五階建てにしなさいと言うから、そんなものはできないと言いましたが、いや建つと言うのでやったら、五階建てでエレベーターつきの病院ができました。そういういろいろなことがあって病院が建ったわけです。

僕が大野病院から独立して葉室形成外科病院を開業したというと、なにもかも順調にことが運んだように思われるけれども、本当はそういうことではないんです。

――いろいろとご苦労があったのですね。

当時、いわゆる形成外科というのは、世間からまったく理解されませんでした。形成外科というと美容整形だと思われた時代です（笑）。しかも、世間ではそういうのはインチキな外科だと思われていた。いまは美容外科というのはちゃんと独立した外科ですが、そのころは美容整形というのは何かいかがわしい医学だという考え方があった。それをやっているということで、医師会や大学などからボロクソに言われました。

――美容整形ではないかと。

ええ。ですから、病院が建っても、近所の人が病院の塀に泥をこすりつけに来たり、看護婦が通ってくると「お姉ちゃん、どこを手術したの。鼻を高くしたの」などと言われたりしました。それほど理解されていませんでした。

それで、病院の屋上に「葉室形成外科」という看板をかけることになった時のことです。

間違えないようにと、何度も看板屋の社長さんに「形成外科です」と言ったんですが、分かったという。社長さんが「私もプロだから、もし間違えたら代金はいりません」とまで言うから安心していたら、当日の看板が「葉室整形外科」となっていた（笑）。職人さんが「形成外科」というのは、何かの間違いだと思ったらしいんです。社長さんは平謝りでしたが、絶対に代金は払わないと言ってやりましたね（笑）。そういうことから始まりました。

ところで、医療というのは、医者の治療だけではだめで、看護というものがなければできないものなのです。とくに形成外科というのは看護がなければ成り立たない。うちの病院では、患者を一ヶ月間入院させますが、先ほど言ったように、手術をしたあとの傷を安静にしなければいけない。

たとえば口の手術の場合、普通のご飯をパクパク食べたのでは口が動き、傷口がずれるので傷がきれいにならない。傷を動かさないで食事をさせる。しかも栄養のあるものを食べさせる。それにはどうしたらいいかということで、ずいぶん考えました。

その時、たまたま知ったのは、ボディビルでオリンピックに出るような選手が、どうやってあの体をつくっているかということです。栄養のあるご飯をミキサーにかけて、それを食べている。そういうことをテレビでやっていました。これだと思いました。普通の流動食では栄養がない。でも、ミキサー食というのは普通の栄養のあるご飯をミキサーにかけて食べる。そうすると、普通のご飯よりずっと吸収がいい。だから、ああいう体ができてくるわけです。そのミキサー食を食べさせようと考えたわけです。

次に、その食べさせ方が問題となりました。傷を動かさないように食べさせる看護が必要になります。そこで、付き添い看護婦というのを一ヶ月ずっと患者さんにつかせるようにしました。看護婦に形成外科というものを理解してもらい、特別な看護をしてもらわなければ、形成外科は成り立たない。それで十人ぐらい、付き添い看護婦を養成しました。

普通の付き添い看護婦はそこまでやらないんですが、僕のやっていることを十分理解してくれる看護婦が出てきた。それも幸運でした。そういう人たちが一ヶ月間、四六時中、患者について看護をしてくれました。一ヶ月間、つきっきりでやるんですから、それは大変です。とくに赤ちゃんは、お母さんのかわりにその人が赤ちゃんの面倒を見る。大変なことですが、そういう人たちがずっとやってくれました。

――最初に、付き添い看護婦さんを養成したわけですね。

甲斐婦長との出会い

ええ。次に必要なのは、付き添い看護婦ではなくて手術の看護婦です。いま言ったように、形成外科を理解してくれる看護婦というのはなかなかいない。形成外科がわからないと看護ができない。ましてや手術はできません。手術というのは、医者と看護婦の呼吸が合わなければ、とてもできるものではない。とくに赤ちゃんの手術というのは、一ミリの何分の一とか、そういう極限の世界ですから、医者と看護婦の呼吸がピッタリ合わなかったら、とうていできるものではない。ところが、そういう看護婦というのは、おいそれとはいない。

そこに登場したのが甲斐婦長です。彼女は宮崎県の出身で、向こうで外科の看護婦をやっていた。手術ではベテランの看護婦でした。それがたまたま、結婚してご主人の仕事の都合で大阪へ来た。しかも、偶然、天王寺の近くに住んでいたんですね。もちろん最初は知りませんでした。たまたまある人の紹介でやって来ました。

そうしたら、非常にいい看護婦だから、一緒に手術をやろうと思いましたが、すぐ辞めてしまったんですね。なぜ辞めたかというと、この人がいままでやっていたのは一般外科です。一般外科で使う糸や器具と、形成外科の糸や器具は違います。いままでやっていたこととと全然違うので、できなくなった。それで、おそらく彼女の外科の看護婦としてのプライドが傷ついたのだろうと思います。それで辞めて帰ってしまいました。でも、やっぱり彼女は非常にいい看護婦だと思ったので、半年くらいして、もう一度来てほしいと頼んで来てもらったのです。

——葉室院長がもう一回来てくれと頼まれたのですか。

ええ。お願いしたのです。そういうことで来てくれて一緒に手術をしたら、何と見事に手術ができるんです。なぜできるようになったかというと、彼女は糸や器具を自分の家に持ち帰って猛練習をしていたんですね。その猛練習をしたというのは、葉室病院に戻るというつもりでやったのではなくて、形成をやるかどうかわからないけれども、自分のプライドが傷ついたから、その誇りを取り戻すために、細い糸で練習して修練を積んだというわけです。それは看護婦としてのプロ根性なんですね。それはすばらしいことです。それで、彼女と手術をするようになりました。

ところが、彼女は新入りの看護婦です。それより以前の看護婦がいるでしょう。この人がいいと言うものだから、ほかの看護婦たちが怒ってしまった。そのときはまだ彼女は婦長ではありませんでしたが、なぜ甲斐さんばかりひいきにするのかと言うから、ひいきにしているわけではないけれども、この人がいちばん手術がうまいからやっている。そう言ったら、それだったら、全員辞めさせてもらいますと言う。だから、「結構です。君たちのような看護婦ならいくらでもいる。しかし、甲斐さんのような人はいない」と言ったら、全員、本当に辞めてしまいました。

それで、甲斐婦長一人から始まって、またほかの看護婦に来てもらって、それから葉室形成外科病院は始まったわけです。

——そうでしたか。でも、一度辞めた看護婦さんに、なぜまた来てくれとおっしゃったのか。何かピンと来るものがあったのでしょうか。

そうですね、やはり直観ですね。いままでもほとんど直観でやってきましたから、あの看護婦はいいということで、また来てもらおうと思いました。その直観というのは、理屈では説明できないですね。

いつも思うんですが、みんなは結果を見て、「あれはいいな。今度一回やろうか」と考えるでしょう。僕はそうではなくて、いちばん最初に「これはいける」と思うんです。そこからスタートする。そのスタートが違うんですね。

形成外科にしても、まず形成外科をやろうということで始める。それがうまくいくのを見て、みんな形成外科をやろうとする。看護婦でも、みんなはいろいろな結果を見て、「ああ、いい看護婦だな」と思うけれども、僕は見た瞬間に、「これはいい」と思うのです。なぜそれがわかるかというと、それはうまく説明できないけれども、長年神さまのことをやっているから、そういう直観力というか、そういうものが身についてきた。恐らくそういうことだろうと思います。

形成外科をやっていて、本当にそれは理屈ではないと思いました。自分のものを理屈ではなく受け継いでくれる人、理解してくれる人が、何かやるときには必要です。ですから、そういう人に出会った人は幸せです。ところが、ほとんどの人は出会わない。たまたま僕は甲斐婦長に出会った。どうしてかという説明はできないんですが、理屈なくこちらのものを受け入れてくれる。形成外科というものをからだで理解する。これがないとできない。それが彼女にはできたんですね。

ですから、弟子というか、協力者というか、そういう人は必要ですね。協力者と会社をつくって、あとになってもめるという話がよくありますが、それは本当の協力者ではなくて、金銭的な協力者が多いと思うんです。それで、あとになっていろいろなトラブルが起こる。婦長の場合は、そういう金銭的な協力者ではない。本当に形成外科や患者さんのことを理解してくれた人でしょう。そういう人に出会い、本当にありがたいと思います。

また、僕も休まないけれども、甲斐婦長も休まないんですね（笑）。患者さんは一年中入院していますが、医者は僕一人しかいない。休めるわけがないんです。だから、日曜も祭日もない。お正月も元旦からやっている。看護婦にはちゃんと休みを与えなければいけないけれども、甲斐婦長はめったに休まなかった。出てくれとお願いしたわけではありませんが、自分よりも患者さんの立場に立ってか、休まない。そういう看護婦でしたね。

――ベスト・パートナーと出会われた。その婦長さんと二人三脚で手術に取り組まれていくわけですね。

鍼治療を取り入れる

――ところで、患者さんの痛みを和らげるため、鍼灸を取り入れて治療なさったとも聞いています。

ええ。たとえば、夜泣きをする赤ちゃんがいるでしょう。泣くと唇が動くから傷がきれいにならないでしょう。もう一つは、ほかの入院している患者さんに迷惑がかかる。夜中じゅう赤ちゃんがギャーギャー泣いていると、ほかの患者さんは充分な安静を保てません。何とか夜泣きをさせないようにする方法がないかと思っていました。

そうしたら、たまたま鍼《はり》の先生の子どもを手術することになった。その先生にそういう話をしたら、私が一度、夜泣きの鍼治療をしてみましょうということで、してくれました。そうすると、鍼治療をやった子どもは、そういうことをやらない子どもよりも傷がきれいになっていくということに気がつきました。

そこで、その鍼の先生に、どうして鍼をやったら傷がきれいになるのかと聞きますと、それは自分にはわからない。自分は鍼灸師《しんきゅうし》だから傷のことはわからないとおっしゃる。それなら、自分で鍼をやってみようということで、勉強をはじめました。だれから教わったというわけではありませんが、自分で勉強してみました。

それも、本を読んで勉強したのではないんです。その鍼灸の先生に毎週来てもらって、自分の体に鍼を打ってもらいました。そして、こういうツボに打ったら自分の体がどう感じるのかということを、体で覚えていったわけです。

――なるほど。実際にやってもらったわけですね。

ええ。それを三年ぐらいやりました。それから自分でもやりはじめました。それをやらないで本の知識だけでやると、患者のことがわからないでしょう。だから、まず自分が患者となって打ってもらって、実際にその変化を見たわけです。

これはいいということで、それからは手術する患者さん全員に、手術前から鍼をするようにしました。子どもの場合は鍼を刺すことはできないから、掻《か》き鍼といって、皮膚をマッサージする方法でやります。それをやると、傷が劇的にきれいになる。

第一に、顔の手術をすると、その翌日から腫れてきます。三日ぐらいたつと目が見えないくらい腫れ上がる。それからだんだん腫れがひいてくる。これが普通です。ところが腫れると、縫っている糸が食い込んでしまう。そうすると、傷が汚くなってしまう。そのために、腫れないようにしなければいけない。

普通は腫れをひかせる薬を病院で飲ませていますが、その薬が逆に傷をきれいにするのを邪魔する。だから、薬を飲ませないで腫れをひかす方法はないかということで、鍼をやったら腫れ方が違うんですね。腫れが小さいし、早く腫れがひいてしまう。それが傷に非常にいいんです。

もう一つは、痛くない。ふつう、手術の後は、麻酔が切れてみんな痛がりますね。ところが、どんなに大きな手術をやっても、手術をしたあと痛いという患者さんがいなくなった。それは婦長がよく知っています。最初は、痛み止めや麻薬を置いていましたが、しまいに病院から痛み止めはなくなってしまった。痛いと言う患者さんが一人もいなくなってしまったからで、本当に鍼というのは効果があるんですね。

——すごいものですね。

そのうちに、患者さんの家族などが「私にも鍼をしてください」と言うので、形成外科の手術ではなくて、一般の肩凝りなども鍼治療をするようになりました。そんなこともあって、患者さんがたくさん来るようになりましたが、当時は医者が鍼をするというと、医者のくせに鍼をするのかということで、ほかの医者からずいぶんたたかれました。

でも、医者からやられるよりも、患者さんがきれいになるのだから、誰が何と言おうと関係ないと思ってやっていました。ところが、だんだん東洋医学が見直されてきて、鍼灸の効果も見直されてきた。そうすると、いろいろな医者がやるようになってきました。

ですから、いつも言うのですが、人がやって「これはいいな」ということがわかってからやるのは、だれでもできる（笑）。そうではなく、まず最初にやる。いいなと思ったら、最初にやるということが大切だと思うんです。二番煎じではだめですね。

そういったことから、子どもの鍼麻酔というのはよくやりました。子どもはどうしても暴れるでしょう。全身麻酔をやるほどでもない小さな手術は、局部麻酔でやりますが、子どもは動くでしょう。そういうときに鍼麻酔を打っておくんです。そうすると、グーグー寝ている。しかも出血が少ない。いい効果があるのでやっていました。

――本当にいろいろな要素を取り入れながら、やってこられたんですね。

しかも、鍼というのは、ただツボに打てばいいというものではないと思うんです。これも、打つ先生の「気」というか、そういうものが患者さんに入っていく。これが大きな影響を与えるのではないかと思います。それのない先生がただツボに鍼を刺すのと、そういうものを持っている先生がツボに鍼を刺すのとでは、同じツボに鍼を打ってもその効きめが、全然違うのではないかと思うんです。

そうすると、常にそういう「気」が出るように生活を整えていないといけない。形成外科の治療を最高にできるように、自分の体調を整える。ですから、重いものを持つと手が震え、細かい手術ができなくなりますから、重いものを持たなくなりました。指をけがしたらおしまいだから、ゴルフなんて言語道断です。絶対にやらない。そして常にゴム手袋をはめている。それがプロとして当たり前だと思い、そういう生活をずっと続けてきました。

鍼灸をやってからもそうです。ツボを探さなければいけない。そうすると、すぐ機械で探そうと考えますが、機械よりも手の感覚のほうが正しいわけです。肌をさすっていると指先にツボを感じる。ピタッときます。そうすると、患者さんは「よくわかりますね。先生は、いちばん痛いところ、いちばん打ってほしいところに、いつも指がとまりますね」と言いますが、それは理屈ではなく、生活を整えていると、自然に、指先が教えてくれるんですね。

そういうことができる医者が鍼を刺すのと、そうでない医者が鍼を刺すのとでは、雲泥の差があると思います。鍼灸の医者も、そういう切磋琢磨した生活をしていなければ、本当の鍼灸の治療はできないでしょうね。

——おっしゃるとおりなのでしょうね。プロとしてというのは、耳の痛い話です。

これは医者だけの話ではなくて、どんな世界でもプロだったらそういう生活をしなければいけない。いつだったかゴルフのプロの話を聞きましたが、素人はティーショットを打つ芝生の上に上がってから、リズムでクラブを振ろうとする。しかし、われわれは毎日、ゴルフのリズムの生活をしているから、上がったらすぐそのリズムで打つことができる。こういう話を聞いて、さすがにすごいなと感心しました。そうでなければ、本当のプロゴルファーにはなれない。それが本当だと思いました。

III　形成外科の手術——自然の姿を取り戻す

赤ちゃんの顔に作図する

——顔の変形のなかでも、とりわけ唇の変形の方というのは、たくさんいらっしゃるのですか。またその手術というのは、たいへんなのでしょうね。

ええ、そうですね。たとえば唇裂の赤ちゃんの手術というのは、だいたい生まれてから三ヶ月くらいでします。その手術を行なうため、まず作図をするんです。変形した唇をどうやったら正常にすることができるか。赤ちゃんの唇のかたちは一人ひとり違うし、大きさも違う。そこで、そのミリ単位の作図を、定規とコンパスでするんです。

この作図を正確にしなければ手術はできないんですね。でも、紙の上で作図するわけではない。赤ちゃんの顔のうえに直《じか》に作図する。それは至難のわざです。手術をする時、赤ちゃんには麻酔がかかっていますが、それでも拡大鏡を見ながら定規とコンパスで印をつけていくのは大変です。そして、どこを切ってどことどこを縫ったら、普通の唇になるか。これが難しいのです。

そうした場所をどうやって探すかというと、これが「夕方」と「朝方」なんです。どういうことかと言うと、必ず昼と夜の間には移行する時間（移行する部分）というのがある。それが世の中です。そうすると、顔は皮膚で、唇は粘膜です。皮膚から粘膜には直接いかない。この境に移行部という薄い一ミリほどの線があります。その移行部がわずかに細くなる場所、そこを探すわけです。

そこを探しておいて作図する。割れている方の唇がどうしても吊り上っているので、これを同じ高さにするために、唇の長さ、鼻との距離などきっちりと寸法を測り、定規とコンパスで作図します。何ミリとか、角度六十度とか、そういうことを計算して作図するんです。

そうして、婦長が持つルーペを通して手術をするんですが、そこが難しいんですね。婦長の差し出すルーペを見ながら、「違う」とか、「そっちじゃない」とか、いろいろ言うわけです（笑）。その印がちょっとでも違うと、メスを入れると一ミリぐらいはすぐに変わります。一ミリというのは大きな数字なんですね。

そのメスを入れるときも、どういうふうに切ったらいいのかが難しい。五ミリなら五ミリ切らなければいけない。それも、唇は厚みがあるから、表側だけを切るのではなくて、下まで切らなければいけない。皮膚だけ切ったのではおかしくなってしまう。しかもゆがんだ鼻を真っ直ぐにしていかなければなりません。

また、口蓋裂《こうがいれつ》があります。この口蓋裂というのは、その口蓋が、口の中の上顎《うわあご》、歯ぐきからのどの奥まで割れています。まずその歯ぐきをくっつけないといけない。これをどうやってくっつけるかという問題ですね。

――歯ぐきが完璧に開いているんですね。

しかも、幅がありますから、そのままでくっつけても、くっつくわけがないんです。無理やり引っ張ってくるわけにもいかない。どうするかというと、唇を歯ぐきから全部めくってしまう。顔の真ん中あたりまではがしてゆきます。そうすると非常にグロテスクな顔のかたちになる。普通の看護婦に電気で照らさせたりすると気を失ってしまうほどです

（笑）。

そうやってはがしてブラブラにしておいて口唇《こうしん》を寄せてくる。そうすると、緊張がないから寄ってきます。だから、傷がきれいになる。傷というのは緊張があるときれいにならない。唇を寄せて、しかも歯ぐきを寄せる。でも、歯ぐきを無理やりにくっつけたらおかしくなってしまうでしょう。この唇を縫ったときの緊張がひどかったら、突っ張ってしまっておかしな顔になる。

だから緊張をなくして縫わないと、将来、歯ぐきが正常な発育をしない。歯が正常に生えてこないでしょう。そのために、緊張を取るということに非常に時間がかかるのです。しかも、はいでいくに従って、血がどんどん出てくる。それをあまり出血しないようにやる。そういうことをやります。

――赤ちゃんだから、これから歯が生えてくるわけですね。

ええ。ですから、いかに無理なくやるか。不自然な手術をしてはいけない。ただくっつけたらいいというものではありません。歯ぐきまで考えなければいけないでしょう。しかも、二歳半から三歳頃に口蓋裂の手術をしなければならない。そのことを考えながら手術をやってきましたので、それで七時間ぐらいかかってしまうのです。七時間でいいというのではないんですが、これをふつう一時間か二時間でやろうとする。そんな時間でできるわけがないんです。

——そちらのほうが無理なんですね。

私はいろいろ考えて、歯ぐきが割れている赤ちゃんには、手術の一ヶ月ぐらい前から、その赤ちゃんに合わせて頬の両側から押える枠を作ってはめました。そうすると歯ぐきが少しづつ狭まっていくんですね。それで手術前まで、少しでもくっつきやすいように、できるだけ緊張を解いておいたのです。それで手術をすると、歯ぐきがピッタリとくっついていくんです。

——事前にそういうふうにするんですね。

ええ。一ヶ月ぐらい前からそうします。ですから、付き添い看護婦が自分の家に連れていってやります。お母さんではできないですから、自分の家に赤ちゃんを連れていって、ずっとやります。付き添い看護婦も大変です。

しかも、そういう赤ちゃんは哺乳瓶が吸えない。口元から空気が入るんですね。普通は哺乳瓶で飲みますが、空気が抜けるから自分で吸えない。ですから、看護婦さんがずっと注射器でミルクを流し込んで与えます。手術したあとも、唇を使わせないようにして、注射器でミルクを流し込んで飲ませます。

こうしたことは普通の病院ではなかなかできないことです。普通にご飯を食べさせたり、赤ちゃんだったらミルクを吸わせていたのでは、傷がきれいになるわけがない。手術した唇を使わせないで、赤ちゃんにミルクを与える。それは、特別の付き添い看護婦がいなかったらできるわけがないんです。そういう人が一年中交代でついてくれました。

「丸み」を出す難しさ

――赤ちゃんの手術をするときに、小さな口元が不思議に大きく見える瞬間がある。それで手術ができる。前にそういうお話をうかがいましたが。

ええ。赤ちゃんのこんな小さな唇をミリ単位で手術するでしょう。最初は拡大鏡を使ってやっていますが、拡大鏡というのは邪魔なんですね。たとえば婦長と二人でやらなければいけないのに、婦長が拡大鏡を持ったのでは他のことができない。もう一人拡大鏡を持つ看護婦を決めて、拡大鏡を見ながらやっていくんですが、これは非常に邪魔くさいんですね。

でも、三時間、四時間と集中していると、たった一ミリが拡大鏡なしで手術できるくらい大きく見えてくるんですね。いまお話している唇裂の手術でも、一ミリの何分の一のところに針を入れ、縫わなければなりませんが、これにはすざましいほどの集中力がなければできません。よく米粒に般若心経を書いたとかいう話を聞きますが、あれも集中力の問題で、真剣にやっていると米粒にお経が書けるくらい大きく見えてくるのでしょう。

また、何度も言いますが、そうした極限の手術ができるようにと協力してくれる看護婦、この看護婦と医者の呼吸がピッタリと合わなければできないのです。

そしてこの、唇を普通にするというのは、本当に難かしい。先ほど言ったように、唇の丸みというのは神さまの丸みですね。この丸みを出そうとするのは不可能です。人間の力では不可能なんです。ですから、神さまにお願いして、神さまの力によって正しい丸みを出そうとしてきました。

そして次に鼻はどうするか。何しろ鼻も曲がっているんですから、これも真っ直ぐにしなければいけない。そのまま縫っても真っ直ぐにはならない。これも先ほども言ったように、鼻翼を全部下からはいでいきます。そしてブラブラにして、寄せてきて、そして鼻翼の丸みを作っていきます。しかし、いくら頑張ってもどうしても不自然になってしまう。

それをどのようにして正常なかたちにするか。そのために土台をキッチリとやる。鼻の底があるから、その土台からずっとやってこないと、きれいにはならないのです。鼻の穴がある。この鼻の穴の大きさを、左右同じにしなければいけない。そして粘膜が続く奥まで縫わなければいけない。

——土台からやる。そのために、そんな奥まで縫うんですね。

ええ。裏側の見えないところを縫うわけです。でもそれが不思議なことに、縫えたか縫えないかというのは、目で見えないけれども、手の感じでわかる。手の感じで縫えたか縫えないかがわかるんです。婦長がやっていることが僕にわかり、僕がやっていることが婦長に伝わる。

婦長が縫っているとき、僕は全然触らない。でも、縫えたか縫えないかということがわかる。あうんの呼吸というか、それでわかります。「縫えた」というのが、感覚で二人ともわかるのです。それで、一体でなければいけないと言っているわけです。

——ほとんど勘で縫うという感じでしょうか。本当に顔の手術というのは大変なのですね。

自然の姿に戻すというのがいかに難しいことか。普通でしたら、あれだけの変形がこれだけきれいになったらいいではないかと、つい考えてしまうのですが、しかし患者さん本人としては、正常な姿になりたい、普通の人と同じ格好になりたいという、当たり前の希望を持っているわけです。それにどうやったら、こたえられるかということですね。そこに形成外科医の悩みというのがあるわけです。

——形成外科というのは、体の変形の患者さんが相手ということですね。指が六本あるという人もいらっしゃるということですね。

ええ。逆に指がくっついてしまって、開かないという人もいます。世の中にはいろんな人がいるんですね。たとえば指が六本ある。そうすると、そんなものは一本取ったら簡単ではないかとみんな考えるでしょう。

ところが、どの指を取るかということが難しいんです。普通は外側に一本多い。小指の外に出ているか、親指の外に出ているか、そういうかたちが多いんです。すると、こんなものはパッと切ったらいいではないかと簡単に考えがちです。でも、パッと切ったらもうどうしようもない。その人は一生、手の変形で苦しむことになります。

どうしてかというと、パッと切れば、そこに角ができる。いつも言っているように、人人間の体の丸みというのが神さまの姿です。丸くなるように、自然な姿になるように取るということが難しいんです。これを丸くなるように取らなければいけない。指にも骨がありますから、骨も取っていかなければいけないでしょう。そういう丸みを残すように取るということは至難のわざなんですね。

今まで、手足の手術をいくつもやってきましたが、その手術した人たちは本当に自然な手や足のかたちになっていますから、まったく周りにも気づかれないし、本人もまったく気にしていない。ところが、そういうことを考えないで、ただパンとちぎられた人がよく来ますが、そのちぎったところに角が残っている。それを丸くするというのは至難のわざで、やはり骨から治していかなければいけないですね。

——丸みを出すというのが、大事なのですね。

ええ。くっついている指をはがすのも、同じです。はがしたところは皮膚がないですから、ここに皮膚を植えるわけです。そうすると単に皮膚を植えたら開くではないかと思われがちですが、これが大きな間違いで、問題は指の股です。皮膚をただ持ってきて植えたのでは、指の股のカーブ、丸みができない。これをつくるのが至難のわざなんです。

どうするかというと、同じ手の指の皮膚を使わなければ絶対にできない。ほかから持ってきたのではうまくできないんです。植皮というのは、本当はできるだけその場所と近いところから持ってくるのがいい。近いところの皮膚のほうがよく似ていますし、取ったあとに傷が目立たないんですね。

どうやって手の皮膚を持ってくるか。植皮というよりは、皮膚の移動ですね。いかに移動させるか。そうすると、手の両側の、指の皮膚から移動してくる。そういうことをやるわけです。そうやれば、普通の股になります。でも、それは非常に大変で、簡単に股といっても、指を開いたときに、それぞれの股の深さというのが違うでしょう。それを考えて深さをつくらないといけない。

私もずいぶん植皮というのをやってきましたが、たとえばアザがあるとか火傷したとかで、その部分を取り去って、ほかから皮膚を持ってきて植える。しかし、どんなにきれいに皮膚をつけても、やはりどこか違うのです。たしかに、顔から足の裏まで同じ皮膚ではあるのですが、しかし、お腹の皮膚と顔の皮膚とでは、質が全然違うのです。

だから、植皮する時には、どうしてもその部分に近いところの皮膚を持ってこないと、絶対にきれいにはならないのです。そんなわけで、顔の治療をする時には、私は首の皮膚を引っ張ってきました。顔の皮膚と首の皮膚とは違うのですが、それでも多少でも近いところの方が似ていて、少しでもきれいに治療できるからです。

ですから正常に戻すということがいかに難しいか。そういうのは、医者の技量も必要ですが、やはりこころだと思います。そういうこころがあるかないかによって、手術の結果がずいぶんと違ってくると思うのです。

捨てるものは何もない

——先ほどから言われているように、自然の姿にするのが難しい。それは、お医者さんの考え方によってもずいぶん違ってくるということでしょうか。

ええ。いま自然破壊をもとに戻そうと言って植林というものが各地で行なわれていますが、人間側からの考えだけで、そこに木を植えたらいいだろう。こうやったらいいだろうでは、本当の自然というものは回復しないと思います。

それは指の股と同じことです。皮膚がないなら、ほかから皮膚を植えたらいいではないか。この発想ではもとに戻らない。やはり日本人の共生という考え方でなければ、絶対に戻らないと思います。自然にならないでしょう。人工的なものはだめですね。そこの難しさがあります。

たとえばやけどでケロイドになると、たいていそのケロイドを取り去って、ほかのとこ

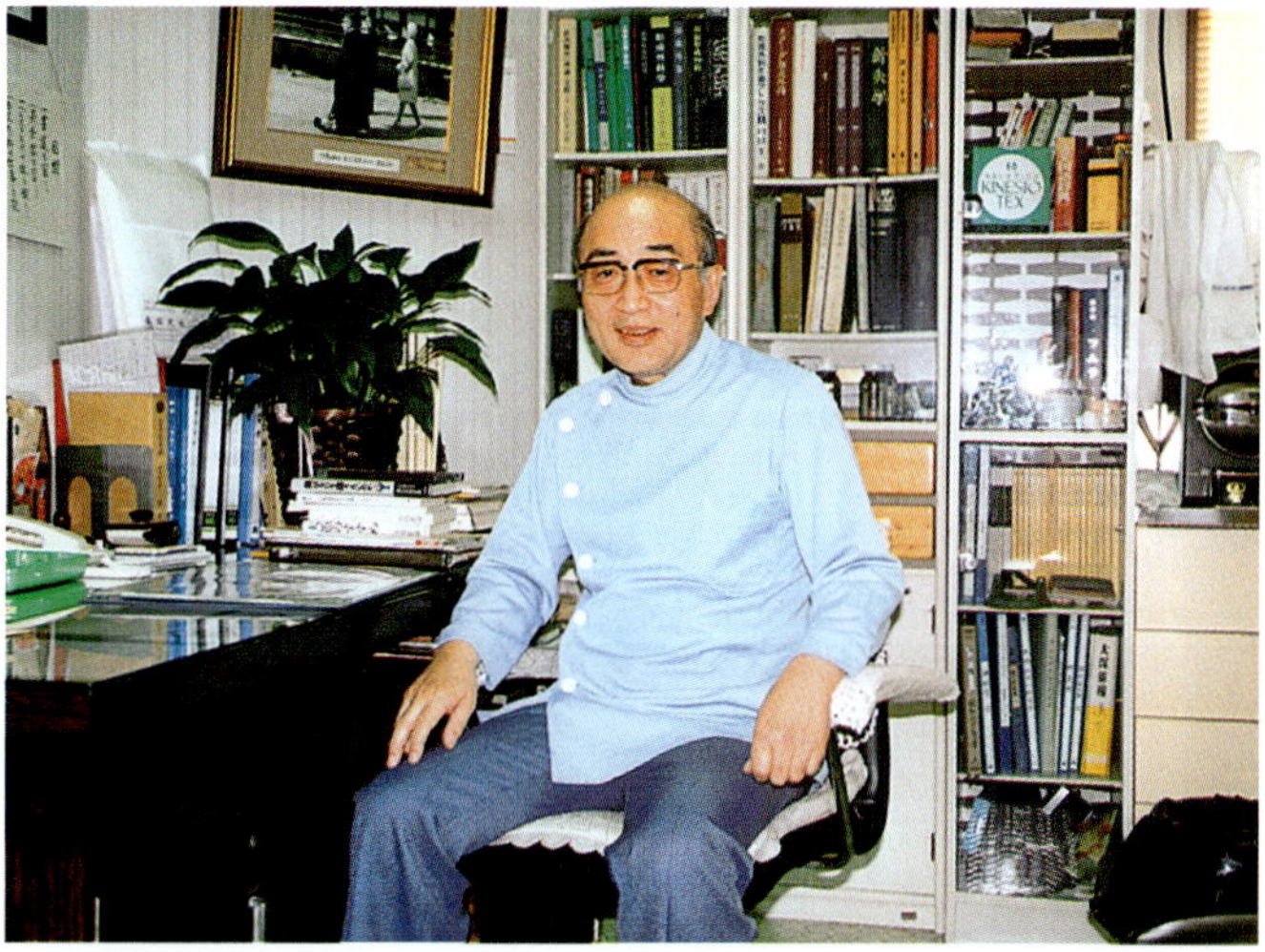

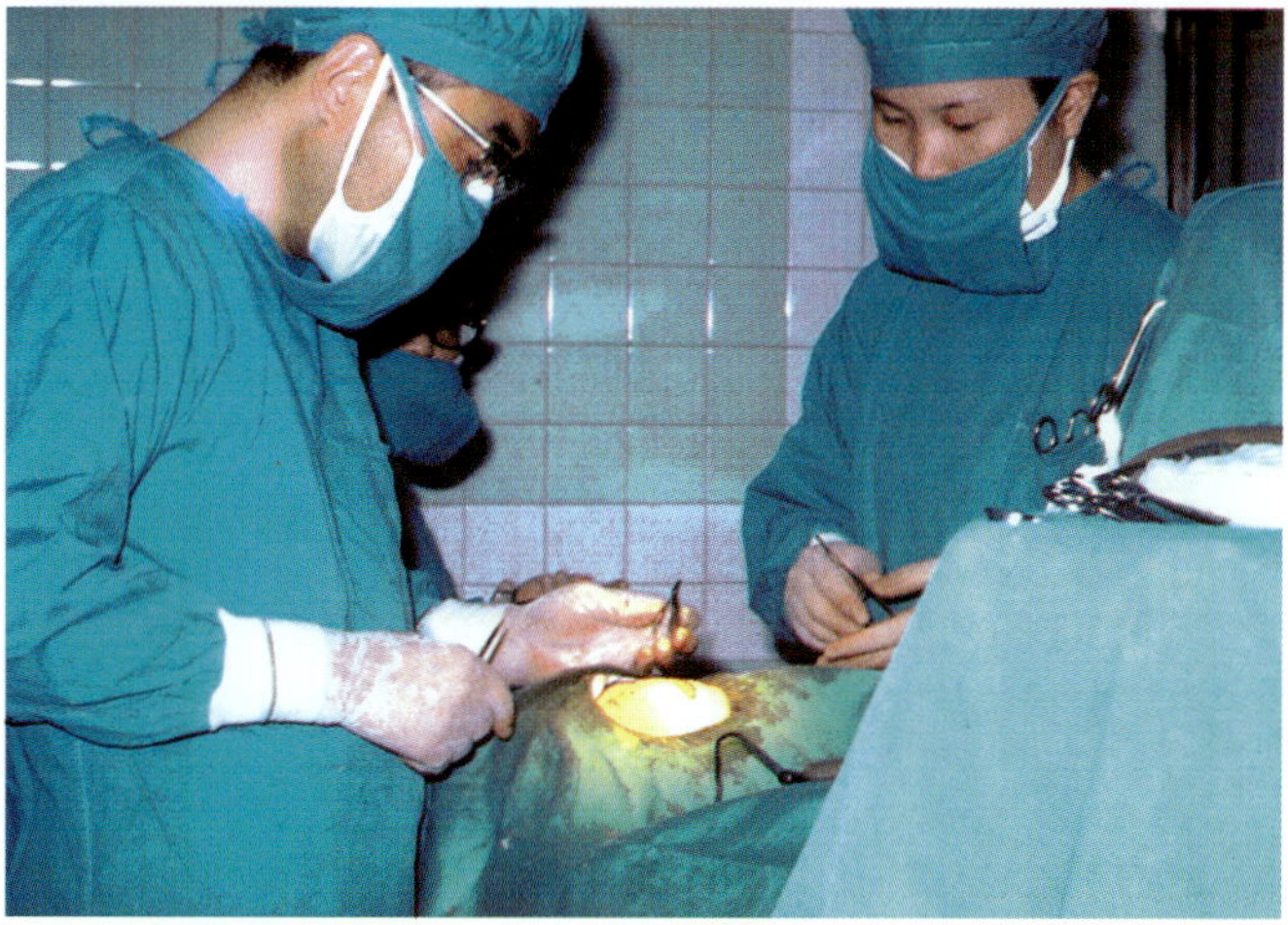

葉室院長と手術風景

郵便はがき

料金受取人払郵便

神田支店承認

5833

差出有効期限
平成27年2月
20日まで
(切手不要)

101-8791

535

千代田区外神田
二丁目十八―六

春秋社

愛読者カード係

(フリガナ) お名前	(男・女)	歳	ご職業
ご住所 〒			
E-mail		電話	

※新規注文書 ↓(本を新たに注文する場合のみご記入下さい。)

ご注文方法	□書店で受け取り	□直送(宅配便) ※本代+送料210円(一回につき)	
書店名	地区	書名	冊
取次	この欄は小社で記入します		冊
			冊
			冊

ご購読ありがとうございます。このカードは、小社の今後の出版企画および読者の皆様とのご連絡に役立てたいと思いますので、ご記入の上お送り下さい。
ご希望の方には、月刊誌**「春秋」**(最新号)を差し上げます。 ＜ **要 ・ 不要** ＞

〈本のタイトル〉※必ずご記入下さい

●お買い上げ書店名(　　　　地区　　　　書店)

●本書に関するご感想、小社刊行物についてのご意見

※上記感想をホームページなどでご紹介させていただく場合があります。(諾・否)

●購読新聞	●本書を何でお知りになりましたか	●お買い求めになった動機
1. 朝日 2. 読売 3. 日経 4. 毎日 5. その他 (　　　)	1. 書店で見て 2. 新聞の広告で (1)朝日 (2)読売 (3)日経 (4)その他 3. 書評で (　　　紙・誌) 4. 人にすすめられて 5. その他	1. 著者のファン 2. テーマにひかれて 3. 装丁が良い 4. 帯の文章を読んで 5. その他 (　　　)

●内容	●定価	●装丁
□満足 □普通 □不満足	□安い □普通 □高い	□良い □普通 □悪い

●最近読んで面白かった本 (著者) (出版社)

(書名)

㈱春秋社 **電話:**03(3255)9611 **FAX:**03(3253)1384
振替:00180-6-24861 **E-mail:**aidokusha@shunjusha.co.jp

ろから皮膚を持ってきて植皮をする。これは全世界でやっていることですが、腕にやけどがあって、お尻から皮膚を持ってきたら、お尻の皮膚と腕の皮膚というのは違うでしょう。いま言ったように、どんなにきれいに植えてみたところで、異物がそこへ張り付けられたという感じになります。きれいにならない。しかもお尻に傷跡も残る。そうすると、何をやっているのかわからないということになるでしょう。

やけどのケロイドの皮膚といえども腕の皮膚です。そのやけどの皮膚を捨てないで、やけどのなかの組織だけ削って、そのやけどの皮膚を利用する。そして、もう一回張り付ける。やけどの皮膚といえども、その場所の皮膚です。その皮膚の遺伝子はみんな記憶を持っていると思うんです。ですから、その場所の皮膚を使うのがいいんですね。

たとえば手の皮膚でも、新陳代謝といってのべつ新しく細胞が変わっていますが、生まれてから死ぬまで、手の皮膚なんですね。それは、手の皮膚という遺伝子を持っていて、それを次々に伝えていくから、手の皮膚のままでいる。そこにほかの組織ができるということはない。やけどの皮膚も、そういう記憶を持っていますから、それをもう一回張り付けると、植皮するよりはるかにきれいになっていきます。

あるときそれをテレビ局が聞きつけて、どうしてもやけどの人にこれを教えてあげてくださいということで、一時間の生放送ワイド番組で、手術の仕方から始まって、実際に手術を受けた患者さんにも出てもらったことがあります。

そうしたら、番組の最中に、テレビ局と病院の電話がパンクしてかからなくなるくらいの大反響がありました。そこで、テレビで「電話をかけないでください。問い合わせは手紙でしてください」と言いましたら、手紙が山のように全国から来てしまったんです。

その翌朝、寝ていたらうちのお掃除のおばちゃんが「大変です」と言ってくる。何かと思ったら、病院の前の道路が全国からやって来たやけどの患者さんで埋まってしまった(笑)。それも、ほとんどの人が植皮を受けている。一回植皮を受けてしまったらどうにもならない。植皮を受けていない人だったら、どんなケロイドでも治るけれども、一回受けてしまったらどうしようもないんですね。

ですから、僕は手術をしたとき、かけらも皮膚を捨てない。唇裂でも、できるだけ捨てない手術をしてきました。それは、形は変形しているけれども、それだけの組織は全部そこに備わっている。だから、捨てればそれだけ足りなくなる。そういう考え方でやっていたからです。

それでも、どうしてもかけらを切り取らなければ手術ができないということは、もちろんあります。そういうときは、小さなかけらでも捨てないで全部残して、それをホルマリンやアルコールの瓶に入れて、患者さんの家の人に渡します。これはお子さんの皮膚だから、お母さんからもらった皮膚だから、これを捨てないで、仏壇や神棚に置いて何ヶ月か拝んでください。そして、それをきれいなところに埋めてください。そうお願いしました。

これをいらなくなったから捨てるというのでは、組織も怒ると思うんですね。そこに再発というのが起こってくるのではないでしょうか。だから、そういうことは絶対にやらない。ていねいに供養するのです。

たとえば胃ガンなら胃ガンの組織を取る。その取った胃ガンをどうするのか。それをどこかで焼却してしまうでしょう。そんなことをしていると、再発が起こるかもしれません。それは、その人がもらって供養するというのが本当ではないかと思うんですね。

ガンの組織も、もともとその人の胃の組織でしょう。それを要らなくなったから捨てるというのは、自然の理に反するのではないかと思います。だから、供養する。それが日本人の人生観ではないかと思うんです。いらないから捨てるというのではなくて、それと一緒に生きるというのが本当ではないかと思います。

——なるほど。そういうふうに考えれば、捨てるものなんて何もないわけですね。でも、普通の手術では捨ててしまうわけですね。

ええ。いらないものは捨ててしまう。足りなかったら、ほかから持ってくればいいという考え方なんですね。でもそうではないと思います。そこの周囲に必要な組織が全部そろっていると思います。できるだけ周囲の組織で補ってあげるというのが、本当ではないかと思います。

だから、いつも言っているように、本当にその人の幸せを考えて、どうやったらいちばん幸せになるかということを考えて治療する。それが医者として当然の心構えだと思うのです。共生というのは、相手と一つになるということです。その人の身になって、どういう治療がいちばんその人にとっての幸せか、そういうことを考えなくてはいけない。

ただ医者の知識で、こういうものは取って、ほかから植皮したらいいんだという安易な考えではいけない。それは医者の側から考えることであって、患者にとっての幸せではないんですね。いま往々にして、医者サイドで治療が行われているでしょう。そういうことではいけないと思います。

包帯と抜糸の話

――包帯の話もお聞きしたいと思います。皮膚の傷の安静とおっしゃいましたが、包帯の巻き替えに二時間、三時間かかるというお話ですね。

形成外科の手術は、皮膚の緊張を解くことが基本なんです。引っ張ってきて縫っても、その皮膚に緊張があると、必ず傷あとが大きくなる。そこに傷あとが残ります。だから、この緊張をなくしてブラブラの状態にしておいて縫うときれいになる。これは当たり前の話です。

そのブラブラにするにはどうしたらいいかというと、先にも言ったように、皮膚の下をはぐ。それをやります。しかもはぐのも、ただのハサミで切っていったら、出血してしょうがない。だから、丸いハサミではいでいく。そうすると、血管を傷つけることが少なくて出血が少ない。ただはいだらいいということではない。いかに出血を少なくして、はぐことができるか、それが大事です。

そうしたうえで縫うわけですが、そうすると、皮膚は土台から浮いているわけですね。

手術の後では、どうしてもこれをくっつけなければいけない。そのためには圧迫しなければいけない。そこで包帯が必要になってくるんですね。

皮膚が浮いていたら、そこに血がたまってしまいます。そうすると、とんでもない状態になる。だから、ピタッとくっつけて、なかに血がたまらないようにしなければ、きれいにくっつかない。そのためには、カチッと包帯を巻いて固定しなければいけないわけです。ただ、顔には目があるでしょう。目を圧迫したら目がおかしくなってしまう。だから、目を圧迫しないように包帯をする。耳もあるでしょう。耳を押さえてしまったら、痛くてたまらない。耳を押さえないで包帯をしなければいけない。そこを考え、工夫するわけです。

目も、両目をふさいでしまったら生活できないから、片目だけを包帯する。例えば、口の周りの手術をしても、手術をした口のまわりだけ包帯を巻いたのでは、ご飯を食べるたびに顎が動いて、傷がとんでもなく脹れあがってしまう。それでは困るので、口が動かないように、目と口だけを除いて、顔全体を包帯で覆ってしまうのです。その包帯の巻き方は一言では言えませんが、とても大変な作業です。

ですから、包帯の取り替えだけでも二時間、三時間はかかります。それも、顔の表面は平面ではなくて、でこぼこがあるでしょう。窪《くぼ》んだところもきっちりと押さえなければ包帯の効果はないんです。普通の大きなガーゼを置いただけではだめです。そのまま包帯を巻くと、高いところだけが押さえられる。へこんでいるところは、包帯が利かない。それでは意味がないので、看護婦が薄い細かいガーゼをつくって、それを窪みにのせていって、同じ高さにする。そこから大きなガーゼをあてていく。そして、包帯を巻くと全体にピタッとできます。

へこんでいるところをガーゼで埋めていって平らにして、それで全体をパッと押さえる。そういう包帯をやるわけです。ただ包帯をするだけだと、窪みの皮膚が浮いて血がたまってしまう。また、包帯を強く巻きすぎると、皮膚が腐ってしまいます。逆に巻く力が足りなかったら、これも血がたまってしまうんです。

その微妙なバランスですね。その締め方を、手の勘だけでやるわけです。それは一人ではできませんね。看護婦と一緒でなければ絶対にできません。何ミリグラム締めればいいとか、そんな話ではない。人によって違いますから、ほとんど手の勘でやります。

また、顔にガーゼをあてても、絆創膏で固定しなければ取れてしまうでしょう。絆創膏をどこに貼るのか。ベタベタ顔に貼られたのではたまらない。そのため、前もって鉢巻をするように包帯を巻いておく。それに向かって絆創膏を貼る。

——なるほど、そういう貼り方をするんですか。

そうすると、顔や毛には絆創膏がつかない。固定の包帯に向かって絆創膏を貼っていきます。できるだけ顔に貼らない。そういう治療をしました。患者さんのことを考えるとそうなるんですね。

普通だったら固定すればいいということで、顔でもなんでもペタペタ貼りますね。よくけがをして、絆創膏を直接貼っている人がいるでしょう。下手するとかぶれたりするでしょう。そうではなく、まず最初に包帯を巻いておく。その包帯の上に絆創膏を貼っていく。そういうことをやります。だから、一人の患者さんにとにかく手間がかかる、時間がかかるわけです。

——なみたいていのことではないですね。そうして手術も終わり、術後の経過もいい。そこで、抜糸となるわけですね。

ええ。抜糸《ばっし》では、たとえば赤ん坊の場合、どうしても糸を抜こうとするときに動くんです。赤ちゃんはじっとしていないでしょう。そうすると、麻酔をかけたらいいではないか。普通はこう考えるんですが、やたらに麻酔をかけたら赤ちゃんの体に悪い。だから、難しいけれども麻酔をかけないで糸を抜く。それが赤ちゃんの幸せではないかと考えるんです。動いて困るなら麻酔をかければいいというのは理屈でしょう。すぐそうなるんです。でも、糸を抜くたびに麻酔をかけたのでは、赤ちゃんの体はおかしくなるでしょう。だから大変だけれど、どんな時でも麻酔をかけないで糸を抜くようにしました。

普通の外科だったら、七日たってから糸を抜きます。七日目が日曜日だったら、休みだからといって月曜日に抜く。みんなそういうことをやっています。ところが、糸を抜く日によって、傷がきれいに治るか治らないかが決まってきます。

ですから、いつ糸を抜くかということが大切になります。糸を抜くタイミングがあるのです。早く抜きすぎれば傷が開いてしまう。いつまでもほうっておいたら、傷はくっつくけれども、糸の刺激で傷が汚くなる。そこを見ていくわけです。

それは人によってみんな違います。そうすると、半抜糸といって、間を抜いていく。半分抜いていきます。そして傷を見て、これなら全部抜けるなと考える。まず半抜糸をいつやるかです。

いちばんいいのは、五日目ぐらいから半抜糸をする。そして、六日目に全部抜く。これがいちばんいいですね。七日までおいておくと傷が汚くなってしまいます。そのわずか一日の差が、その人の一生を支配するわけです。

だから、いつも婦長と言っていたのは、その六日目が日曜にかかろうと、正月の元旦にかかろうと、そういうことは関係ない。その日になったら、日曜であろうと、祭日であろうと、正月の元旦であろうとやらなければいけない。一年中、患者さんがいますから、休めないんですね。

——休みがないわけですね。

ええ。もちろん、労働基準法で休みは決められています。でも、患者さんのことを考えて、この日には糸を抜かなければいけない。そういうことを考える医者や看護婦でなければだめだということです。そういうことでやってきたのは、婦長以外にはいない。普通の看護婦だと、今日は公休になっているからと休んでしまう。

だからいつも言うんです。休むのはかまわない。でも、もしあなたの子どもが手術をしてもらったとき、医者が「今日は休みだから、明日抜く」と言うのがいいのか、それとも休みでも出てきて「抜かなければ傷がきれいにならない」とやってくれるのがいいのか。あなたはどちらを望むのか。自分の子どもだったら、休まずに日曜日でも出てきて抜いてくれて傷がきれいになるほうを喜ぶでしょう。それだったら自分もそうしなさいということです。

そこなんですね。それが、日本人の「はたらく」ということです。「はた」を「らく」にする。相手の幸せを考えるということが、働くということです。そうでなく、自分のためにやる、自分だけ得しようということでは、回りまわってしっぺ返しを食らうということにもなります。

だからよく言うんです。医者のサービスが悪いとか、医者がミスをしたとか、特に最近、当たり前のように訴えや問題が起きていますね。それは一方的に医者だけが悪くて、患者の方には何もないということはないと思うのです。その人は今まで、人の幸せのために生きたのだろうか。もしその患者さんが今まで自分のためだけに生きていて、いざ病気になったら、ちゃんと幸せにしてくれというのでは通じないのではないかと思うのです。

日頃から人の幸せのことを考えていたら、そういう医者が巡ってやってくる。そうでなく、自分のことだけしか考えていないのなら、自分のことしか考えない医者に巡り合ってしまうかもしれません。それが世の中の縁というものではないかと思うのです。何ごとも自分は何もしないで、相手に要求したり、相手の非を責めるばかりというのでは、おかしいと思うのですね。

本当に傷が治るとは

――もうすこし傷の話をお聞きしたいと思います。本当に傷が治るというのは、一年はかかるということですね。

そうですね。でもなぜ一年もかかるかというと、それは経験的にもそうですが、僕は傷の治癒の研究で学位を取りました。その時に、顕微鏡で傷が治るのをずっと見ていたから、一年かかるということがわかるのです。

そしてこの傷が治るということですが、これはいったいどういうことなのか。いまの医学では、「治る」ということがあいまいでしょう。交通事故でも全治五日とか、一週間とか、一ヶ月といいますね。一ヶ月だったら重症だということで診断書を書きますが、では全治五日というのは、どんな傷で、どこを見て治ったと診断するのかという問題ですね。

いまの常識では、傷口がふさがったら治ったという診断をしています。ところが、われわれはその治った傷をきれいにするということをやっている。それは治ったものをさらに治療するということでしょう。これでは、形成外科というのは矛盾する医療だと思われてしまいます。

けれど、われわれが治ったというのは、傷あとが残らないで正常なきれいな皮膚に戻ったときが、治ったということなんです。傷あとが残っている状態では、治ったとは言わない。そうでなければ、形成外科は成り立たないでしょう。この、傷あとを整えるためには、とにかく時間がかかる。だから傷あとがきれいになるには、やはり一年はかかるのですね。

——一年かかりますか。

ええ。どうしても最低一年はかかる。それは外傷だけのことではないですね。内臓の病気でも、中身が見えていないから簡単に治ったと言いますが、例えば胃潰瘍が治ったというのは、痛みがなくなった。症状がよくなった。そしていろいろ検査して、胃潰瘍がよくなったと、そういうことですが、それだけでは本当に治っていないと思うのです。本当に胃の粘膜が正常になるためには、やはり一年以上かかる。それが治ったということだと思います。

僕は一昨年の十一月に白内障の手術をしました。目を切り、レンズを入れ替えました。そして手術をして何日か後には、「もう顔を洗ってよろしい。もう大丈夫ですよ」と先生に言われました。しかし結局、目だけの話ではなくて、体全体が回復しているというのが自分で感じられるまでに、一年かかりました。ですから、どこを手術しても、体が完全に正常に戻ってくるのには一年かかるだろうと思います。またそれが治ったということだと思います。

——形成外科でも、最初はよくても、すぐにまた元のような傷になってしまったとか、逆にさらにひどくなったとか、そういう話をよく聞きますね。一年たってきれいな皮膚になるのが、本当に成功した手術ということなのですね。

ええ、それが本当に治ったということでしょう。今まで、いろいろな手術をしてきましたが、そうした患者さんから、先生に手術してもらうと、日がたつにつれてきれいになる。普通の治療とどこが違うんですかとよく聞かれます。それは、手術の方法が違うに決まっていますが、根本的な治療を行っているか、表面的な治療を行っているかの違いだとお話しするのです。

建築でも、土台をカッチリやらなければいけないでしょう。手を抜いた建売りというのは、そのときはきれいだけれども、日がたてばガタガタになる。僕は見えないところに力を入れています。見えないところをカッチリやる。土台をカッチリすると、日にちがたってくるときれいになっていく。こういうことですよと患者さんに説明しています。要は土台ですね。これをしっかりやっておくと、一年たつときれいになってくるんです。ですから、一年たつときれいになりますと、患者さんにいつも言うんですが、これがいい加減な治療をやるときれいにならない。正しい治療をしたら、一年たったら本当に正常に戻ってくる。体はそういうふうになっていると思いますし、実際にそうなっていくんですね。

——一年というのは、そういう裏付けがあるからなんですね。普通の手術では、一年なんていいませんからね。でも、交通事故の診断書で全治一年なんて書いたら、大変なことになってしまいますね（笑）。

事故の加害者は懲役になってしまうでしょう（笑）。でも、それが本当の診断書だと思っています。だから、交通事故の診断書は絶対に書きません。正しいことを書くと間違いになってくる（笑）。いまの世の中はそうですね、正しいことが間違いとなることがたくさんあるでしょう。

——それは医学の話だけに限りませんね。

本当にそうです。僕が暴走族の車に突っ込まれて交通事故でむち打ちになったときでも、治療は自分でやるからいいと言ったら、警察がそれはだめです。ほかの病院に行って診断書をもらってきてくださいと言うから、ある病院に行きました。そこのお医者さんが全治五日と書いたんです。僕はこれが五日で治りますか。どうやったら五日で治るか自分で経験してください。どこが全治五日なのですか。そう言ったら、「この程度の傷は全治五日と書くんです」と言うから、「正しいことを書くのが診断書ではないんですか。自分で診断書を書くからいい」と言って、「全治一年」と書いたんです（笑）。

――患者が診断書を書いた（笑）。

そうしたら、警察が書き直してくれと言う。でも、本当のことを書いている。やはり一年はかかりますね。むち打ちというのは、何ともないようですが、何かあったときに「やはりおかしいな」と思うでしょう。一年たっても完璧ではありませんでしたが、一年はかかりますね。世の中というのはいい加減なものですね（笑）。

――そうですね。本当にいい加減ですね。

雪印ではないけれども、外国産を国産といって食料品のレッテルを張り替えたりする。今までは疑いもせず正しいと思っていたでしょう。信用していたわけでしょう。だからあれは単に雪印の問題ではないんですね。問題は、みんな信用しなくなってしまったということです。なにを見ても信用できない。あれは大きな罪です。日本人はみんな、なにが本当か分からなくなってしまった。なにが書いてあっても、うそではないかと疑ってしまうでしょう。

——本当にそうですね。

そういうことをいい歳をしたおとなが平気でやっている。日本はここまで落ちてしまったんです。二度と起こらないようにすると、社長などが記者会見で頭を下げるでしょう。二度と起こらないようにすると言って、すぐまたやるでしょう（笑）。ましてや、大企業がそういうことをやる。日本を代表する企業がそういうことをやってしまうわけです。

そういうのは、ある意味で殺人よりも犯罪として大きな罪ですね。そういうものが子どもに与える影響というのは、非常に大きいと思うんです。おとなだけの問題ではないでしょう。こういうことが、いまの子どもの破壊の、大きな原因になっているのではないですか。

ですから、本当に正しいことをやる人がおおぜい出てこないといけない。今までは、正しいことをやっても多勢に無勢、少なかったら間違いとされることもありました。僕も形成外科で正しいことをやっていたのに、周りからコテンパンにやられました。そもそも外科の医学というのは、ガンなどの死病を治すものであって、形成外科で顔の変形を治すのは医学ではない。こういう考え方があったからでしょう。人からさんざん言われてきました。形成外科時代の人生というのは、人からぼろくそに言われ続けた人生でしたね（笑）。

IV　無我の手術を求めて

「おかあさん」から言葉を覚える

——ところで、赤ちゃんの患者さんは手術を受けて抜糸をして、そのあといよいよ言葉が話せるようになる。その時、以前からおっしゃっていますが、日本語の「か」の発音が大切だということですね。

外国のことはあまり知りませんが、少なくとも、「か」の発音ができれば日本語をしゃべれるようになるのではないかと思っています。なぜそんなことを言うかというと、いわゆる口蓋裂《こうがいれつ》といって、喉まで裂けている子どもの場合、もちろんそこをふさいで発音をよくするようにするんですが、口蓋裂というのはただ割れているのを縫ったらいいということではなくて、口蓋が普通の人より短い。だから、のどちんこまで全部縫っても、咽頭《いんとう》という喉の奥の隙間が広い。そうすると、発音すると全部、鼻に空気が抜けてしまうんです。ですから、どうやったら喉の奥を狭くできるかということに、全世界の形成外科の医者は苦労しています。そのために、自然の形に戻す手術というのを考えました。世の中には、いろいろな手術方法があるんですね。ほかから肉を持ってくるという方法もありますが、これでやりますと喉は非常に狭くなりますが、口のなかの構造が自然ではない。自然な姿に戻すのがいちばんいいのだろう。それはだれでもわかってはいますが、これがなかなか難しいのです。

もうひとつ、口蓋裂の話とは違うんですが、テレビの番組で、ある先生が言ったのは、上顎の手前のところに三つか四つ横にひだが並んである。これが非常に重要である。ここに舌を引っ掛けるから、「たちつてと」という発音ができる。このひだがなかったら発音できない。そういう話をしていました。つまり、発音ができないから、手術したあと、専門家が子供を集めて発音の練習をやらなければならなくなるのです。

そこで私は、この上顎にある横の筋を壊さないようにして喉の奥、のどちんこのさらに奥まで縫うという手術をやってきました。これは非常に難しい手術で、これを説明するとなると専門的になるので、ここでは言いませんが、子供の小さい口の中ですから、大人の手は中に入りませんし、全く目で見ることもできませんので、私と婦長は、経験と勘だけで縫ってきました。

前にも言いましたが、そうすると目では見えないのですが、私が糸を通して婦長が縫うと、完全に縫えたかどうかが分かってくるのです。これは言葉では説明できないことで、婦長とのあうんの呼吸というか、そのようなことで分かるとしか説明できませんが、そうやって喉の奥を狭くし、できる限り正常な、自然の状態に戻すよう努力してきました。

——すごいことですね。

普通は大学病院で特別な先生に来てもらって発音練習をして、手術した子供たちに正しい発音を教えますが、私は、お母さんに家庭で普通の子どもと同じように育ててもらいます。そこで、まずお母さんに発音のさせ方を勉強してもらいます。

何を教えるかというと、「おかあさん」という言葉を朝から晩まで聞かせる。「か」と「さ」ですね。これができたら日本語は発音できるということで、「か」と「さ」の発音ができるようにしてもらう。だから、お母さんが早口でしゃべってはいけない。自分のことを「ママ」なんて言ってはいけない。「おかあさん」と言ってもらう。

ご主人でもだれでも、そのお母さんのことを「おかあさん」と呼ぶ。ご主人も「おい」、「お前」などと言ってはいけない（笑）。「おかあさん」、「おかあさん」と一日中、子どもに聞かせる。そうすると、発音できるようになります。

これも、「おかあさん」と平坦に発音するのではいけない。「おくわあさん」でしょう。「か」のところが違うんですね。昔は「か」というのは「くわ」と書いたでしょう。そうすると、こういうものは非科学的だということで、これではいけない。「か」だけでいいということで統一した。それで日本語が分からなくなってしまったんです。

日本の言葉の文化というのは、微妙なものを発言する。そういう世界でまれなる言葉の文化でしょう。「くわ」なんていうのはおかしいというでしょう。でも、これでないと発音ができないんですね。

たとえば「今日」という字があるでしょう。昔は「けふ」と書いた。いまは「きょう」ですね。「けふ」なんておかしい。発音どおり「きょう」とすべきであるとしてしまった。ところが、「けふ」と「きょう」というのは、意味が違います。でも、いまの日本人は区別できないでしょう。発音どおりに書いたらいいだろうということになってしまって、ここで日本の言葉の文化は滅んでしまった。せっかく祖先がずっと伝えてきた日本の言葉の文化は、いま滅んでしまっているわけでしょう。

本当は「けふ」と書かなければいけない。指導する人も、本当はこれで指導しなければいけない。この指導をお母さんにしています。「おかあさん」ではない。「おくわあさん」ですよと、「か」のところにアクセントを置いて発音してもらっています。これですね。そうすると一〇〇パーセント、子どもはしゃべれるようになります。今まで手術をしてしゃべれなかった子どもは一人もいません。

いつでしたか、ある本に書いてあったのですが、声楽を勉強している人がイタリアに行って本格的な勉強をしようと思った。イタリア人の先生についたのですが、その時、先生が「あなたはクワの発音ができていない。だから音楽の勉強をする前に正しいクワの発音するようにしなさい」と言われ、声楽は教えてもらえなかったということです。それを読んで、やはりクワという発音は、音楽の道でも大切なんだなと思いました。

――いつごろから子どもさんにそういう言葉の訓練を始めるんですか。

口蓋裂の手術は二歳半から三歳くらいの間にやります。年齢があまり小さいときはできないし、また反対に大きくなると聞き分けのできる年齢で手術もやりやすいのですが、変な発音の言葉を憶えてしまうと、なかなかそれが直しにくいので、それくらいの年齢でやって、退院したらすぐ発音練習を始めます。

ところで、この口蓋裂の手術は、ただ手術したらいいというものではありません。子供が病院を怖がっていたのでは、手術した後、口を開けてもくれませんし、また、ギャーギャー泣かれたのでは、せっかく手術したところがだめになってしまいます。ですから、まず病院に慣らすということから始めます。私や婦長などが、医者や看護婦でなく、普通のおじさん、おばさんとして慣れるようにするわけです。

そのため、一年くらい前から時どき通院させます。最初は、親子で診察室でおもちゃなどで遊ばせます。しばらく通院していると、一人で平気で診察室に入って遊ぶようになります。どうして一年も前から通院させて遊ばせるのかというと、手術後、一ヶ月間、母親と離れて入院することになりますが、親と離れて不安になって泣かれると、せっかくのどちんこの奥まで縫って発音がうまくいくよう手術をしても、一発で切れてしまいます。

また、手術をして、毎日、口の中を見なければなりませんが、その時、安心して口を開けてくれるよう、医者や看護婦に慣れて恐怖感がなくなることが大事です。ここの病院は痛いことはしないと思うようになると、一人でも平気で診察室に入ってくるようになるのです。このように、一年前から通院すると、手術後、一ヶ月間、付き添い看護婦と一緒に生活しますが、親を恋しがって泣く子はいません。だから病院に慣らすことが治療の第一歩なのですね。

さて、この発音練習ですが、別に特別な訓練をするわけではないんですね。ただ、お母さんが「おくわあさん」、「おくわあさん」と言って聞かせる。言葉というのは、母親の声を通して耳から教わるものですから、お母さんがのべつまくなしに子どもに聞かせる。教えるのではない。聞かせたらいいんです。

子どもがいちばんしゃべる言葉というのは、「おかあさん」でしょう。一日中しゃべっているなかで、いちばん多い言葉です。これを「か」ではなくて「くわ」とやる。お母さんも、「おかあさん」じゃなくて「おくわあさん」よ。このように子どもに言ってきかせる。そうすると、徐々にしゃべれるようになります。

ですから、手術そのものと、その後の食事の与え方などの看護、そしてお母さんはじめ家族のみんなが協力して、初めてしゃべれるようになるのです。正しい手術をやって、正しい看護をやって、正しい育て方をすれば、必ず成功するのです。

ところで、口蓋裂の子供さんは、唇を使うということを知らないというか、できません。

そのため、唇をすぼめる「パピプペポ」の発音ができないのです。また、私たちは「吸う」、「吹く」というのを当たり前にやっていますが、それができません。

それで手術後二ヶ月ほどしてから、その練習を始めるのですが、吸ったり吹いたりするのをマスターするのに、ストローを使って練習するのです。ただ、ストローそのままでは硬くて、手術したところを傷つける恐れがあるので、そのストローをくわえる部分に、柔らかい虫ゴムをつけ、それで練習をしました。

吹く時は、ローソクの火をゆっくり消したり、シャボン玉をゆっくり吹きながら、できるだけ大きなシャボン玉を作る練習をします。吸う時は、飲み物をすべてストローを使って飲む練習をするのですが、これを教えるには、周りの人たち、親兄弟みんなが協力してくれないとできません。

もし周りの人が、コップで飲むほうが楽だといってコップを使うと、子供は、自分だけが特別だと思って練習しなくなるからです。だからお父さんにも、晩酌のビールをストローで飲んでくださいとお願いしました（笑）。

「我」の手術・祈りの手術

――「無我の手術」のこともうかがっていきたいと思いますが、その前に、神に祈る手術というか、祈りの手術、そういうことをずっとやってこられたということですね。

昔から日本人というのは、「はた」を「らく」にする、つまり、人を悦ばせることが人生であり、人を悦ばせることが自分の悦びとなるという生き方をしてきました。私も、こうした生き方をしようと日々精進を重ね、とくに形成外科で患者と接する時、いかにしたら患者さんが最高に幸せになってくれるか。これしか考えてはおりませんでした。

そのために、普通なら一時間か二時間で終えてしまう手術を、七時間八時間ぐらいかけてやりました。それはなぜかというと、何度も言うように、顔というものは神の神秘の美の表われだと思うからです。顔の丸みというのは、人間の力ではいくらがんばっても、正常が十だとしたら、その八割ぐらいしか出せない。あとの二割はどうしても不自然さが残ります。

その不自然さを超えるにはどうしたらいいか。それは人間の力ではできないから、神に近づく以外には方法がないと、そう思いました。そこで毎日、祈りを捧げてきましたが、とくに手術の前には祈りを捧げます。「今日もありがとうございます。神さまのお導きで手術をさせていただきます」と言って、メスを持ったのです。そうして神に導かれた無我の手術をしたいと思って、ずっとやってきました。でも、そんなことは簡単にできるものではないのです。

また、僕だけがお祈りをやっていたのでは不十分です。たとえば子どもが手術をしている間、家族の人も手術の最中はずっとお祈りをしてくださいということで、祝詞の折り本とか、そういうものをみんな差し上げていました。子どもさんも手術でがんばっています。そう言って、手術が終わるまで、病室で全員で唱えていただくわけです。

手術が終わってからでも、神さまに感謝しなければいけないということで、病院の玄関に神棚を祀ってありますから、朝はそこにみんなが集まってお参りをし、神さまのお話をずっとしてきました。

人は自分の力だけでは絶対に幸せにはなれない。神さまに従う、神さまのお導きによって、させていただくという気持ちでなければ、本当の幸せはこない。だから、手術も、医者が自分の頭で考えてやるだけでは、とてもじゃないけれども、神の世界に近づく本当の手術はできないと思ったのです。

そして無我になろう、神さまに導かれた手術をしようということで、どうしたのかというと、祈りはもちろん続けましたが、患者さんの手術が終わると、カルテに手術記事をずっと書き続けたのです。普通の外科の先生ですと、カルテ一枚ぐらいにどんな手術をしたかということを簡単に書きますが、そうではなく、絵を描いて色を塗って、どういうふうにして手術をしたかということを、最初から最後まで何枚も書き込みます。

そうすると、毎回なにかしら感じることが出てきますから、そのつど、書き込んでいったわけです。それを二十年、三十年と続けました。

ほかの人が、たくさん手術をしているのだから、そんなことは知っていることではないか。それをなぜ同じことを繰り返すのか。こう言いますが、そういうことを繰り返している間に、手術というものが自分の体のなかに馴染んでくる。そうすると頭を使わなくても体が動く。そこまで達しないと、無我の手術というのはできない。そういうことで、三十年間ずっとやってきたわけです。

今の人は、素晴らしい仏像を見たりすると、昔の偉いお坊さんが木を彫って仏像を作ったと考えるのですが、私はそうではないと思います。そういう偉いお坊さんになると、木の中に仏さんが見えるのだと思います。その仏さんを表そうとしているうちに、仏の像ができてくるのだと思います。

私も、唇裂でいろいろな変形のある赤ちゃんを、もちろん正常の姿にしようと手術するわけではありますが、普通のお医者さんが考えるように、どのような手術をしたら変形が回復できるかと考えるのではなく、赤ちゃんの顔に神の姿を見るのです。先ほども言いましたように、人間の顔は神が作られた最高の神秘の姿ですから、その神の姿を赤ちゃんに見て、それを表そうと思って手術をしてきました。

もちろん簡単なことではありません。人間が何かを認めるということは、相手と同じものをこちらも持っていないと認めることはできません。たとえば、どんなに素晴らしい名画を見ても、絵の知識のない人にはどこが素晴らしいのか分かりません。

それと同じように、神の姿を見るためには、こちらに「神」がなければ神の姿を見ることはできません。それで毎日毎日、祈りをささげ無我になる訓練をしてきました。

春日大社の宮司になった時、よくぞ西洋医学のお医者さんから百八十度も違った神職の宮司さんになられましたなと言う人がいましたが、私は医者の時代から神と一体となることをずっとやってきましたので、医者の時も、宮司になった時も、生活はまったく変わっておりませんでした。

あるとき、手術をやっている最中に胆石になり、痛くて痛くてしようがない。どうにもならなくなったことがありました。内科の友人が治療に来てくれて、最初は痛み止めを打ちましたが、それが効かなくなってきて、今度は麻薬を打つようになった。友人が、「こんなことをしていたら体がだめになってしまう。早く手術をしたほうがいい」と言います。しまいには、一晩中、病院のなかを這いずり回っていました。痛くてしようがない。とくに手術の最中にその発作が起こったら地獄です。患者の手術をしている最中に、胆石の発作が起こったら、逃げるわけにいかない。それこそ地獄の苦しみでした。とうとう友人の医者が「いつまでもこんなことをしていたら、お前は死ぬぞ」と言う。

その友人が成人病センターの部長をしていたので、緊急に部屋を取ってもらって、手術の日を決めました。そのとき、いつも行っている信仰の先生のところに行って、「僕はいつも自分のことを考えず、患者さんの幸せのために一年中一日も休まずにいままでやってきた。それなのに、どうしてこんなに苦しまなければいけないのか」と、そう言いました。

そうしたらその先生が、あなたが悪いと言う。どこが悪いのかと聞くと、あなたの話を聞いていると、自分が患者さんを治していると言っているではないか。あなたは口では神さまの導きでさせていただくと言いながら、やっているのは「我」ではないか。我の手術ではないか。そう言われて、愕然《がくぜん》としました。

そこで、いままで導きだと言っていながら、結局は自分の我欲で、自分が患者さんを幸せにしていると思っていた。本当に申し訳なかった。そうこころから神さまにあやまりました。その瞬間、あれほど痛かった胆石が消えてしまったのです。そんなことがありました。それでまた進化したわけです。

そんなわけで長年の間、無我の手術ができないままで来ましたが、いつしか友人たちが定年で辞める時期、体力が衰え、目が衰え、還暦を過ぎたときに、はじめてとうとう無我の手術ができたのです。その子どものお母さんがいつも手紙をくれますが、そのとき最高の手術ができたのです。やっと無我の手術ができたということで、体は衰えたけれども、これからはこれでずっといけると思ったとたんに、枚岡神社の宮司になってしまったわけです。

——そうですか。

ですから、いつも言うように、神さまというのはすごいと思います。そういうことを経験させておいたうえで、枚岡神社の宮司にされた。そしてそこで二年間、神社というもの

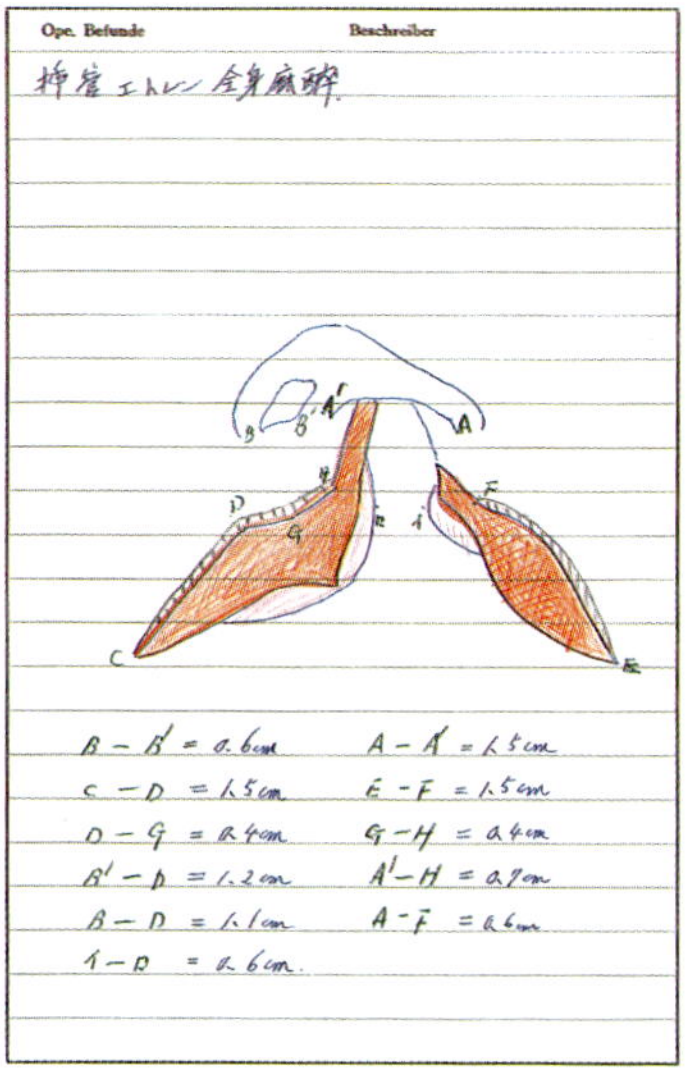

Ope. Befunde
Beschreiber
挿管 エトレン 全身麻酔
B－B' = 0.6cm
A－A' = 1.5cm
C－D = 1.5cm
E－F = 1.5cm
D－G = 0.4cm
G－H = 0.4cm
B'－D = 1.2cm
A'－H = 0.9cm
B－D = 1.1cm
A－F = 0.6cm
イ－D = 0.6cm.

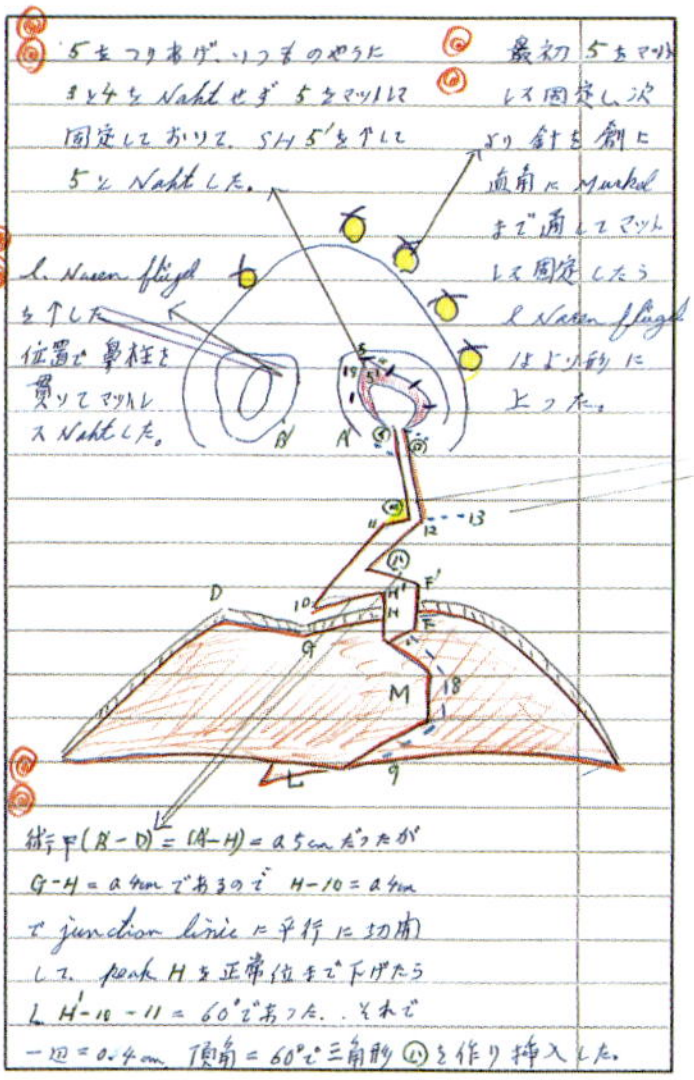

5をつりあげ、いつものやうに
5と4をNahtせず 5をマットレスで
固定しておいて、5H 5'を切して
5とNahtした。
l. Nasenflügel
を切した
位置で鼻柱を
貫いてマットレ
スNahtした。
最初 5をマット
レス固定し次
より針を創に
直角にMarked
まで通してマット
レス固定したら
l Nasenflügel
はよい形に
上った。
M
術中(B'－D) = (A'－H) = 0.5cmだったが
G－H = 0.4cmであるので H－10 = 0.4cm
で junction line に平行に切開
して、peak H を正常位まで下げたら
∠H'－10－11 = 60°であった。それで
一辺 = 0.4cm 頂角 = 60°で三角形㋺を作り挿入した。

カルテに手術記事を書く（部分）

を経験させて、そのあと春日大社の宮司にされたのです。その頃からいろいろと本を書き、人さまにも話をするようになったわけです。神さまというのは本当にすごいなと思います。

神の音・美の姿——朝比奈隆と桂米朝のことなど

クラシック音楽の世界で、朝比奈隆さんという有名な指揮者がいらっしゃいましたが、ちょうどこの方のテレビを見る機会がありました。九十三、四歳でお亡くなりになられたそうですが、ＮＨＫで「この人を偲ぶ」という番組をやっていました。そこで、いろいろな人が出て思い出話をされていましたが、ある評論家が、朝比奈先生のような指揮者は、今後出ないのではないかというほどすばらしかったと。

その一つに、先生が使われていた楽譜を見ると、あの方はベートーベンの専門家で、同じ曲を何百回と指揮されているけれども、指揮をするたびに書き込みをされていた。その楽譜を見ると真っ黒で、音符がどこにあるかわからないくらい書き込まれていた、という思い出話をされていました。

何百回と同じ曲をやっている人でも、やるたびに書き込む。それを聞いて、僕と同じだなと思いました。朝比奈さんが九十歳になったときに、息子さんが引退を勧められたそうですが、「九十で引退するのはまだ早すぎる」と言われたそうです。それで、九十歳すぎても現役でやっていた。すごい人ですね。

その番組のなかで、ある有名なバイオリニストがこう言っていました。オーケストラで一緒にやると、どんな指揮者でも自分がやると「それで結構です」と言う。しかし、朝比奈先生だけは「結構です」と言わない。それで「どこが悪いんですか」と聞くと、「君の演奏は完璧だ。きれいな音だ。文句の言いようがない。でも、自分が求めているのは、音楽的に完璧な音ではない。美しい音です」と言われた。「美しいというのはどういうことですか」と聞くと、「神の音、神と一つになった音を求めている」と言われたそうです。朝比奈先生ほど厳しい指揮者はなかったと言っていました。

ですから、そこまでのレベルに達すると、みんな同じなんですね。神の世界のことがテーマになる。そこに行ってしまうわけです。「神に通じる美しい音」を出したいということで、指揮をされていたという。さすがだなと思いました。

新国劇に島田正吾という役者さんがいらっしゃいますね。あの人は九十六歳で、いままでも現役で一人芝居を一時間か一時間半やるという。たくさんの人が見にいくそうです。その人がつくった俳句がこのあいだあるところに書いてありました。「八十は　老いの序の口　冬若葉」という俳句です。

八十歳になって年寄りだというのはとんでもない話である。あれはちょうど老いの入り口にさしかかっただけである。そんなものは老人でも何でもない。本当の仕事は九十歳を過ぎてからやれるものである。そう言われています。

芝居というのを一人でも多くの人に見てもらいたい。それを一日も忘れたことがない。ただそれに向かって演じているだけである。だから、九十六歳でも現役でやれるんだという。その話を聞いて、本当にすごいと思いました。

ですから、やはり一芸に秀でた人というのは、同じことを考えるものだと思います。そうやって生きているというだけで、たくさんの人に幸せを与えているのではないかと思うんですね。僕も、できるかどうかわかりませんが、それを目標にしてやってみたいと思っています。

――桂米朝さんのことも、宮司はよくお話しになりますね。

前にも言いましたが、米朝師匠もそうですね。テレビであの人を見ましたが、涙が出てきます。一生懸命に上方落語をやっている。それを弟子に教えている姿ですね。あの人は僕と一つしか違いませんが、やはり年齢相応に老けて見える。歩くのもさっさとは歩けない。老いの姿と見えますが、そこに老人の美というものがある。美しい姿ですね。

やはり一つのことを生涯かけてやり抜くという人はすごいなと思います。どの人もみんな同じですね。

そして必死になって芸を教えている。ちょうどテレビでやっていましたが、ある弟子が落語をやって、そばを食べるしぐさをやった。扇子を箸にしてやりますね。そうしたら、それを胸の上のあたりでやった。そうすると、「お前、それでそばが食えるか。そばというのは、器の近くでこうやるものだ。こうやらないと、お客さまに本当にそばを食べたというのは伝わらない」と言っていました。

それを見て、なるほどと思いました。その弟子もうまいんですよ。名前は言わないけれども、かなり有名な人です。それが、いままで胸のほうでやって、これでいいと思っていた。「そんなことでそばが食えるか。そばを食うときはそうではない」と言われていましたが、そこまで一つひとつやっているんですね。

昔よく米朝師匠が正月の演芸会で演じるのを見に行きましたが、あの人も老齢になり、長時間の大ホールの落語はもうやめるという。そういうテレビ番組がありました。最後の一席を大ホールでやっている。それをずっと映していた。すると、もう年だから途中で忘れてしまうんですね。話が抜けてしまう。ところが、そうすると抜けても平然と前の話を後に持ってくる。自然にやってのけていて、聞いている人はどこが抜けたかわからない。この芸のすごさですね。

それを聞いて、自分はまだまだ未熟だなと思いました。しゃべっていても、「しまった。忘れたな」と思うことがよくあります。でも、そう思っているうちはまだだめなんですね。抜けても平然とやって、それをまた後ろに持ってきて、いかにも何事もなかったかのようにやりとおすことができるか（笑）。

——まさに名人芸ですね。

ええ。あれはまさに人間国宝だなと思いました。ああいう人を見ると、自分も何とか少しでもいいから真似たいと思ってしまいます。その話術のすばらしさですね。いまは話術のできる日本人というのは少なくなってしまいました。昔は徳川夢声とか、話術の名人がいましたね。

落語家でも、このあいだ古今亭志ん朝師匠という落語家が亡くなられたでしょう。あの人の落語を聞くと、本当にすごいなと思いますね。話術のすばらしさですね。そういう素晴らしいものがどんどん消えていく。本当に惜しいなと思います。

いまの漫才を見てごらんなさい。早口でしゃべりまくって、何を言っているのかさっぱりわからない。落語家でもなんでも本当に話術のうまい人がどんどんいなくなる。私が唯一、感動するのは、漫才だったら、夢路いとし・喜味こいしさんです。あの人たちは歳だけれども、ゆっくりとしゃべっているでしょう。それでいて、おもしろさがあるんですね。あれは芸のすばらしさだと思います。

ああいうことのできる漫才師というのはいま日本に少なくなった。なにか動作をやるわけではないし、何でもないけれども、二人の話術の掛け合いだけでしょう。芸の中に老いを感じないのです。私は素晴らしいと思い、聞くたびに感動するんですね。

——そうですね。宮司もよくおっしゃっていますが、そこに独特の間がありますね。

ええ。間なんですね。いまの日本人には間がない。しゃべりまくってしまうでしょう。間というのは非常に難しいんですね。よほど基本的な鍛錬ができていないと、間がつくれない。

料理の話になりますが、結婚して夫婦になると、亭主は女房の料理で飼育される（笑）。

女房は母親から教わった料理をつくる。しかし、母親からの料理だけで亭主を一生涯食べさせる女房と、その母親からの料理という基本は持ったうえで、亭主の好みに歩み寄ってくる女房とでは、雲泥の差だと思います。

その歩み寄れる女房というのは、料理の基本ができていなければ歩み寄ることができないでしょう。今の女性は女性差別だということで、料理をやらない人もいるでしょう。基本がないから、母親から教わったものしかできない。亭主に歩み寄ろうとしても歩み寄れない。そこに、女性の料理の大切さがあると思います。基本ができれば応用ができるのです。何でも応用ということが大切です。

苦しみの過程と人間の進化

本当にそうだと思います。基本ができればゆとりができてくる。手術でもそうです。手術記事を何ページも書いたというのは、その基本を身につけると応用ができるということです。そうすると、顔の変形は一人ひとり全部違うから、理論どおりの手術はできない。手術をしていても、しょっちゅう理論とは違うことが出てくるわけでしょう。

——一人ひとり全部違うわけですね。

ええ。そのときに瞬時に、柔軟に対応できるためには、基本ができていないといけない。基本ができていなかったら応用ができない。昔のことですが、アメリカで形成外科を勉強してきた医者が、大学でみんなの前で顔面の変形の手術をするというので、それを見に行ったことがあります。ところが途中で万歳してしまった。お手上げです。それは、習ってきたこと以外のものが出てきてしまったからです。

どうしようもない。そこで、しょうがないからベテランの先生が代わってやった。そういう手術を見たことがあります。ですから、理屈でわかったからできるというものではない。いつどんな予期せぬ事態に出会うかわからない。だから、鍛えに鍛えて、体のなかにそういうものをたたき込んで、何にでも対応できるようにしておかなくてはならないのです。

——それは形成外科の難しさということでもありますね。人間の力では八〇パーセントまでしかできない。

医者の技術ですべて克服できると考えるでしょう。ところが、顔というのは一人ひとり全部違います。人間の顔というのは神さまのつくられた美であるということが根本的にわかっていないと、どれほど手術の技術がすぐれていてもできないわけですね。

そこは、神さまに近づかなかったらわからない。顔というものは何なのか。どうして人間はこういう顔になってきたのか。そういう顔の歴史を知らなければできない。日本人の顔はどうやってできてきたのか。それがわからなければ、ただ技術だけを知っていてもできないのです。

その八十パーセントを越えられるのが、日本医学だと思うんです。西洋医学をそのまま持ってきてもだめだといつも言っています。

日本人には日本人の体の歴史があるでしょう。縄文時代から二万年ここに住んでいる。そして、いまの日本人の顔ができ、体ができてきた。それを西洋の医学をそのまま持ってきたのでは、うまくいくわけがない。歴史というものを知って、はじめて本当の日本人の治療ができると思うんです。ですから、西洋医学を習って薬を投与して手術したらいいという簡単なものではない。

夕方、朝方という移り変わり、歴史を知ることが必要ですね。だから、いつも言うんです。病気が薬とか何かで治ったと言いますが、その過程が非常に大切だと思います。病気から治っていく過程によって、人間は進化すると思う。そうすると、病気が幸せに変わってくるんです。

僕の人生も全部そうですね。昔からいろいろな病気をしています。たとえば若いときに結核で血を吐いて死にそうになった。最後にもうだめだというときによみがえってきました。そういうことを言うと、病に倒れて神の姿を見た。それで助かったんだと、そこだけのことを考えますが、そうではないんです。

そこにいくまでに、結核を病んで血を吐いてさんざん苦しんでいる。そういう経過がある。その経過の果てに、そういうことが起こった。それで、神の世界を見たわけです。一瞬のうちに治ったとか、そんなことはありえません。苦しみの過程があるんです。

ですから、死にそうになったというけれども、死にそうになったというのは、どんなに苦しいことかということですね。食欲もない。体は動かない。立ち上がる気力もない。それがどんなに苦しいことか。

あるお医者さんが、自分が交通事故か何かで意識不明になって、集中治療室に入れられた。やっとどうにか意識が戻ってきた。ところが見ると、手は縛られ、点滴の管でつながれて、口は酸素呼吸のマスクをされて、体が動かない。意識だけははっきりしている。そうするとそこは地獄である。自由にならない。そこにいる医者や看護婦が鬼に見えた。そういうことを言っていましたが、僕もまさしくそうでした。
結局、死にそうになって体が動かないというのは、そういう状態です。意識はあるけれども、体が動かない。地獄ですね。それを経過して神の世界を見たんです。そういう過程が必要なんですね。

——なるほど。

ですから、病気もすなわち善に変わる。その過程です。だから、夕方というものが大切だと言っているわけです。結果だけではそうはならない。その苦しんだ過程によって、人間というのは進化していくんですね。これが、いつも言う忍耐であり、順応だと思います。

いまの生き物というのは、今から約三十八億年の昔に地球上に現われましたが、地球上のいろいろな変化に耐え抜いたものが、いま生きているのではないですか。このあいだも人間はどうして長寿になったのかという話をお医者さんが書いていました。日本が長寿国になったのは、戦後、栄養がよくなって医学が発達してきたから長寿になってきたというけれども、それはとんでもない話である。そんなものだけで長寿にはならない。

なぜかというと、何百万年前の原人とか、そういうわれわれの祖先の化石が出てくる。これが人類の祖先だというけれども、じつは違う。あれは地球の変化によって全部滅びている。いまのわれわれの直接の祖先というのは、ほんの三万年か五万年前に出てきた人類である。その子孫がいま生きていると。

どういうことかというと、人類の祖先といわれる原人は環境の変化によって滅びてしまったけれども、それに耐え抜いた新人類が出てきたということです。耐え抜いた人間が生き残って、いまに至っている。しかも、日本人は日本列島というところに住み、二万年かけてこの温暖な環境に順応してきた。そして長寿の遺伝子を日本人は獲得してきたというわけです。

しかし、そういう遺伝子を持っていても、その遺伝子が活動しなければ何の役にも立たない。それがたまたま日本は戦争に負けた。食べるものもない。住むところもない。着るものもない。そういうどん底の生活をしたために、祖先の遺伝子がよみがえった。そこへもってきて食事がよくなり、医学が発達した。それで長寿になっているというんです。だから、長寿というのは、戦争を生き抜いたわれわれの世代より上の人たちであって、その後の日本人は長寿にならない。日本はそのうち短命国になるだろう。

そういうことが書かれていましたが、その通りだと思います。長生きするというのは栄養ではない。遺伝子の働きだと思います。いまの若者や子どもは忍耐していないでしょう。

そうすると、せっかくもらった遺伝子が活動しない。そうしたら元に戻って早死にするだけですね。これは本当だと思います。ですから、原点に返らなければいけない。せっかく祖先が築き上げてきた遺伝子を、どうして活動させないのかということですね。

V 〈こころ〉を癒す医療

おへそをつくる

――形成外科というのは、顔面の変形をはじめとして、いろいろな手術をなさるのですね。おへそをつくられたこともあるそうですね。

ええ。おへそをつくる話というのは、ある娘さんにおへそがない。それで悩んでいるから、おへそをつくってくれということで、お母さんが連れてきました。普通の人が考えたら、へそのない人間なんているわけがないと思うでしょうが、なぜそうなったかというと、お腹が開いた状態で生まれてくる子どもがいます。

そういう子というのは、腸が出てしまっているんですね。普通はへその緒というのは、お腹の皮膚にくっついていますが、それが外に出てしまっている。ですからその部分をお腹に入れて縫う。下のおなかの皮膚と上の胸の皮膚を引き上げて、その穴を閉じてしまうのです。だから、おへそはあるんですが、それを縫ってしまうものだから、おへその部分がのっぺりとしてしまう。それで、おへそがないように見えるわけです。

たかがへそなどと言いますが、そういう人たちの悩みというのは大変なものです。そのへそをつくるわけですが、つくるといっても、へそ独特のでこぼこ状の組織というのはどこにもない。そこで考えたのは、赤ちゃんのときに縫った傷の皮膚が、ちょうどへそに似ているから、これを利用してへそをつくろうと。ところが、へこませるというのが至難のわざです。どうつくってもへこまない。いくらやっても平らになってしまいます。どうやったらへこむか。真剣に考えに考えました。

それはもちろん全身麻酔でなければできないからと、その子の体の検査をしてみたら、なんと心臓の変形があることが分かった。麻酔の先生が来て診断してくれて、これではできない。心臓を手術しなければいけないというのなら、もちろん麻酔をするけれども、ただへそをつくるために手術して、もしものことがあったら大変なことになるから、これは麻酔がかけられませんと言う。

そこで本人に、つくってあげたいけれども、あなたは心臓の変形で麻酔がかけられないと麻酔の先生が言うから、あきらめてくださいと言いました。それで帰っていきましたが、それから一ヶ月ぐらいしてお母さんが病院へやってきて、実は娘が自殺をはかりましたと言う。

発見が早かったからいのちは取りとめたけれども、こんなことでは、おへそをつくらなくても娘は死にます。おへそをつくっても死ぬかもしれない。それだったら、どうせ死ぬというのなら、おへそをつくって死なせてやりたい。こう言ってきました。

——親ごころですね。

危険を承知で、死んでもいいからやってくださいということですね。それから麻酔の先生を説得しましたが、それにしても麻酔が大変だということで、麻酔の先生が三人も来てくれました。そして普通の全身麻酔ではだめなので、特殊な麻酔でやってくれました。

そうやっておへそをつくりました。世間の人は、たかだかへそだ、何だかんだと言うかもしれませんが、その人にとっては生死にかかわる問題なんです。そういうことで悩んでいる人もいるということを知らなければいけないと思います。これは忘れられない手術でしたね。その時、生まれてはじめてへそをつくったわけです。

この、へそをつくる手術というのは、ものの本には書いてありましたが、そんなものは何の役にも立たないし、実際に通用しませんでした。へそというのがもともとあって、でべそだとか、かたちがおかしいから普通にしてくださいというのはありますが、そういうのとは全然違います。まったくないところに、へそをつくったんです。

では、へそをどこの位置につくったらいいのか。そこから考えなければいけない。もとのへその痕《あと》は上のほうに来ている。そこの皮膚は本来、下腹部の皮膚なんですね。上に引っ張っているから、もとのへその痕がずっと上のほうに来ている。その位置にへそをつくるわけにはいかない。ただつくればいいというものではなくて、その人の体を見て、この人だったらどこにへそをつくればいいだろうかと決めるのが難しい。

本当の話ですが、だいたいここだと決めたところに印をつけて、立たせてみたり、寝かせてみたりして、いちばんいい位置を決めました。これは理屈ではないんですね。見ていちばんいい位置を決める。本人の希望もあるだろうから、本人に鏡を見させて、どこだったらいちばんいいですかと聞く。そうやって位置を決めました。形成外科というのは精神的な治療ですからね。ただ手術をしたらいいというものではない。

――こころの治療でもあるということですね。

形成外科というのは、全部こころの治療ですね。唇裂の人も、こちらに来て手術を受けて、鼻のかたちはきれいになったし、唇ももとどおりになった。さぞかしこの人は喜んでくれるだろうと、こちらは思いますね。

ところが、全然喜ばない人がいます。どこが不服なのかと思います。われわれはその人の顔を目で見ることができます。ところが、本人は自分の顔を見ることができない。これがほかの体の部位と違うところです。

たとえばお腹などは自分で見ることができる。しかし、顔だけは自分で自分の顔を見ることができない。見ることができるのは鏡でしかない。本人は鏡を見ているわけです。鏡で見ていると、鏡というのは左右逆に見えるでしょう。またその鏡の角度によって、顔の変形が非常に誇張して見える。そうすると、たとえばまだ鼻がちょっとゆがんでいるということになるわけです。

こちらから見たら全然わからないんです。ところが、本人は鏡でしか見ることができない。そうすると、変形しているところだけを見る。ほかのきれいになったところは見ない。変形が残っているところだけを見るわけです。

そういうことで、あるときから、手術をしている最中に、患者の顔を鏡に映して見ることにしました。じかに見るだけではなくて、鏡に映った顔を見て治すこともしましたが、またそれも寝ている時と、立っている時では違って見えるのです。

ですから、人の悩みを救うというのは、なみたいていのことではない。こちらの考えていることとまったく違うことを考えている。でも、その人にとっては大変な悩みなんですね。それも、患者さんはひどい変形のときはそこまでは考えていない。ところが、きれいになると、ちょっと変形が残ったところが気になる。

そこが人間の難しいところですね。普通だったら、ここまできれいになったからいいではないかと言いたいんですが、患者にとっては違うんです。だから、人を救うというのは本当に大変なことです。

宗教でも、いろいろなお説教をして救うというけれども、そんな簡単なものではない。一人の人間の悩みを救うというのは、なみたいていのことではないと思います。

このあいだもある本に盲導犬を訓練する人の話が載っていましたが、イヌを連れてきて盲導犬に教育する。順応してすぐそうなっていくイヌもいるけれども、いくら優秀でもそれに従わないイヌがいる。どうにもならない。そういうときはどうするのかというと、イヌと一緒に生活する。ずっとイヌと一緒で、寝るときも何もかも全部イヌと一緒に生活する。ご飯を食べるのもイヌと一緒に食べている。そうやってスキンシップをすると、こちらの言うことを聞くようになるそうです。

子どもの教育も同じで、言うことを聞かない子どもがいる。そうすると、父親が一緒に風呂に入る。そうやってスキンシップをすると、直ってくる子どもがいるということですね。

ある学校の先生の話で、どうしようもないワルガキばかり集めたクラスを担任した先生がいた。ほかの先生は手をあげてしまってどうにもならない。その先生は何をやったかというと、一緒に生活をした。だから、寝泊りから何からいっさいがっさい、一緒になって生活する。それから、指導するとか、そういうことをいっさいやらない。そうやって一緒になって生活する。高校三年間そうやって過ごした。

卒業式のときに、そのワルガキみんなが、その先生にお世話になったということで、先生にお礼をしたいから受け取ってくださいと言った。何かと思ったら、全員で「あおげば尊し」を歌ったという。会場の全員が感動して泣いたそうです。

そういう話が載っていましたが、先生が上から指導してやろうとか、そういうことでは生徒は言うことを聞かない。一体になるということですね。患者でもそうです。医者から患者を見ていたのではだめです。患者と一体にならないと救えないと思います。

これが、日本人の共生という考え方だと思うんです。だから、日本人というのはすごい民族なんですね。なぜこれを忘れてしまったのか。祖先が伝えてきたものを、なぜ忘れるのか。これは本当に悲しいですね。

耳をつくる話

——もう一つ、耳をつくるということもなさったということですね。

生まれたときから、耳の全然ない人がいます。耳がないというのは大変な悩みですね。外耳全体がないんです。耳の穴はあるけれども外耳がない。耳の穴のない人もいます。僕の患者さんの場合は、外耳がなくてつるんとしている。そういう人に耳をつくるというんですが、どうやって作るのか。

理論からいえば、皮膚の下に外耳のようなものを埋め込む。そして、その外耳を起こさなければいけないでしょう。起こしたら裏側に皮膚がないから、裏側に皮膚を貼らなければいけない。簡単にいえばそういうことをやるんですが、耳は軟骨でできています。その微妙な曲線のかたちをどうやってつくるのか。

こんなものは簡単につくれないから、プラスチックでつくって埋め込んだらどうかと考える人がいます。できないわけではないんですが、たとえば起きているときはいいとして、寝ているときにパリッと折れたらもうおしまいです。そうなったら全部取り出さなければいけない。そうすると、グシャグシャになってしまうでしょう。

耳は生きていなければいけない。寝たときでも何でも平気なものをつくらなければいけない。不可能に近いことですが、これをどうするかというと、やはり軟骨がいいわけです。軟骨というのはどこにあるかというと、肋骨にあります。肋骨の先に肋軟骨というものがあるんです。

まずいい方の耳の型を石膏で取って、ビニールで耳の型をつくっておく。それを胸の軟骨にあててみる。どこにあてたらいちばんいいのか、いろいろと試してみる。耳の大きさがそのまま取れる軟骨はないんですが、それでもいちばん最高に取れる場所を見つけて、そこの軟骨をくりぬくわけです。

このように肋軟骨から注意深く軟骨を取ってくるのですが、そのとき肋軟骨膜という膜をめくって軟骨を取り、そしてきれいに膜を閉めておく。そうすると、またそこに軟骨ができてきます。なかなか思うようにいかないんですが、それでも、できるだけ軟骨がもう一度できるようにしてやるわけです。

こういった手術も、医者のやり方次第でずいぶんと変わります。こんなものはどうでもいい。軟骨を取れば、あとに軟骨ができてもできなくてもいいという医者と、あとで軟骨ができてそこが元のように回復するようにしたほうがいいという医者では、まったく違ってきます。手術の方法も違いますし、時間も違ってきます。そういうことをやれば、どんどん手術の時間が長くなってきます。

——きちっと元に戻るようにというやり方でなさったわけですね。

ええ。ていねいにめくって軟骨を取り出します。その取り出した軟骨を削って、そうして耳の形に整えていると、そこに余った軟骨ができてきますから、これをまた元へ戻してやる。戻してやると、そこからまた軟骨ができてくるんですね。

そういうことをやるか、やらないか。そんなことは患者にはわからないでしょう。捨ててもわからない。でも、わからなくても、この人の幸せを考えたら、そこに軟骨があるというのが正常なのだから、あってもなくても生命にかかわりなくても、軟骨を戻しておいたほうがいいに決まっています。将来どういう状態が起こってくるか、だれにもわからないでしょう。

そして、その場で耳の形になるよう細工をした外耳を埋め込むのですが、これは至難のわざですね。この手術が成功して半年以上置いておくと、この軟骨が定着して生きてきます。

――埋め込んだ軟骨が根付くわけですね。

ええ。根付いたのを見て、上に起こします。根付かないうちに上げたら腐ってしまいます。ですから、根付いたのを見て持ち上げる。そうすると、持ち上げた裏側に皮膚がないことになる。そこに皮膚を貼らなければいけない。その皮膚をどこから持ってくるかという問題です。

そうすると、どこでもいい、足や尻から持ってきたらいいという人もいますが、そうしたらそこに傷が残るでしょう。では、どこから持ってくるか。そこで僕は、盲腸のあたりから持ってきます。そうすると、「盲腸の手術をしたのかな」というぐらいですむでしょう。

――なるほど、そうですね。

盲腸の手術をした跡のある人はいくらでもいますから、そこから取って耳の後ろに持ってきます。ですから、ちょっとした心遣いが大事です。お尻から取ったら、今度はそこに傷ができて、これが悩みになるでしょう。だから、盲腸のところから取ります。そうすると、耳の後ろはきれいになって、盲腸のところしか傷が残らないということになるでしょう。それが共生だと思うんです。共生というのは相手と一つになるということです。

では、盲腸の皮膚は取ったけれども、そこの傷をできるだけきれいにしなければいけない。耳を作るのだから、皮膚を取ったほうはどうでもいいではないか。ただ縫えばいいではないか。こういう考えで手術をすればそこにケロイドが残る。ここをきれいに傷が目立たないように治さなければいけない。

耳も作らなくてはいけないし、盲腸のところもきれいにしなければいけない。時間が倍ぐらいかかってきます。だから、七時間、八時間かかるということなんです。ただ取ってさっさと縫うのなら、すぐできます。でもそんなことをすると、そこにケロイドが残ってしまいます。形成外科なんですから、ここもきれいにしようとする。耳ももちろんきれいにしなければいけない。

――本当に細心のこころを払ってなさるのですね。

せっかく耳を持ち上げても、寝ているときにギュッと押しつぶしたら一遍で終わりです。またくっついてしまいます。だから、寝るときは必ず横向きの格好で、そして特製のガードルをはめて、絶対に耳が他に当たらないようにする。このガードルは、僕が自分で考えます。既成のものでやったら、すぐにずれてせっかくの手術がだいなしです。

このガードルをはめて包帯をかける時、絶対に耳がずれないような包帯をしなければいけない。それがまた大変です。下手にやったら包帯がずれてしまって、元も子もなくなる。寝ていると、知らないうちに寝返りを打ちますからね。そこまで考えて包帯を巻くんです。普通では、ここまではやりません。だから包帯を交換するのに二時間、三時間とかかるわけです。

「この秋は雨か嵐か知らねども　今日のつとめに田の草を取る」という二宮尊徳の有名な歌がありますね。私の好きな歌なんですが、これは、いたずらに将来のことを考えて右往左往してもしようがない。いまやるべきことに全力をあげなさいということを詠っています。この心構えが、そのまま形成外科にも通じるのです。こんなに包帯を巻いても、どうせすぐずれるのだから適当でいいではないか。つい、こう考えたくなりますが、そうではないんです。

では、どのように包帯を工夫したらいいか。普通は、出来合いの包帯を使おうと考えます。かぶって固定するものをつくろう。職人につくらせて、それをはめたらいいだろう。こういう発想です。でも、もしそれをやってごらんなさい。ずれたり、かぶり物と皮膚がすれておかしくなったりします。すれないようにということを考えなければいけない。そうすると、「一週間か十日に一度来てください。またやりかえますから」ということで、通院してもらいます。だいたい一年以上そうやって見ていきます。もう大丈夫かなというところまで見ていくわけです。

——そうした耳の場合も、やはり一年ぐらいはかかりますか。

もっとかかりますね。ですから手術も大変ですが、手術した後も、その養生が大変です。子供さんの場合は本人だけでなく、親御さんも一緒になって看護しなければいい結果は出ません。

和歌山の先の方に住んでいる女の子の手術をしたことがありますが、昔はそこから大阪の私の病院に通うのに、遠いため一晩どこかに泊らないと来れません。実に大変でしたが、お父さんは子供に合わせた特殊なベッドのようなものを作り、それに寝かせて、車で一年以上も通ってきました。私も、看護婦さんたちもそのお父さんの努力に感服しましたが、その女の子の耳が非常にきれいにできたので、それが評判となり、同じような悩みを持つ人々がみんな、その女の子の結果を見に来たそうです。

また、ある男の子の手術もしましたが、その子の耳もきれいになり、結婚して子供もできました。両親が非情に喜んで、今でも秋になると必ず新米を送ってきてくれます。耳の手術は、手術はもちろん、その後の養生も大変ですが、その喜びもまたひとしおなのです。

普通の顔で生きて死ぬこと――おばあさんの願い・少年の祈り

これは顔面に変形を持った方のお話ですが、あるとき沖縄から七十歳ぐらいのおばあさんが診察に見えました。これは、いわゆる唇の変形、唇裂のおばあさんで、まったく手術をしないで、生まれたときのままで七十歳まで生きてきた人です。いまでは考えられないことですが、当時そういう手術をする先生がいなかったから、そのままで来たということでした。

その歳まで生きてきたのに、いまさらどういうわけで手術を希望するのかと思いましたが、その人が言うには、このままでは死ぬことができない。死ぬときは普通の顔で死にたい。そういう希望でした。

そういう人ははじめてでした。普通だったら生きていくのに大変だから正常の姿になりたいという話なのですが、このままでは死ねないという切実な思いを、その時はじめて聞きました。

これはかわいそうだということで手術をして、普通の顔に戻りました。沖縄に帰ってからしばらくして、本人から分厚い手紙をもらいました。七十年間そういうことで悩みつづけたということが、綿々と書かれたお手紙でした。最後に「ありがとうございました。これで自分はこころ安らかに死ぬことができます」と書いてありました。

世間ではきれいになりたいとか、そういう希望で形成外科を訪れますが、このままでは死ぬことができないという。そういう人生の悩みがあるということを知って、私は非常に感動しました。

——普通の顔になって死にたいと。

ええ。ですから、これだけの年齢だからもういいではないかということは、絶対に言うべきではないと思いました。七十歳といえば、もう立派なおばあさんですね。なにをいまさらと思うでしょう。でも、そういうことはいっさい言ってはいけない。その時、人間の悩みというのは、ほかの人間にはわからない深い悩みがあるんだなということを、改めて知りました。

——そんな厚い手紙をくださったなんて、おばあさんはよほど嬉しかったんですね。

ええ。嬉しいというか、口では表現できないほどの喜びだったと思います。やはり一生の悩み、苦しみであったろうと思います。もう治らないと本人も思っているし、周りもそう思ってきた。七十年間ずっと耐えつづけてきて、それが治った。その苦しみから解放されたということですね。

——人生を取り戻すことのできた多くの患者さんがいらっしゃるんですね。

ええ。いつだったか、顔がまっぷたつに割れている男の子が診察に来たことがありました。正中裂といいます。正中裂というのは、顔の真ん中が割れて、鼻も真っ二つに割れて右と左に分かれている。唇が真っ二つという人もいます。そういう小学校五、六年の男の子がお母さんに連れられて来たのです。

診察のときに、椅子にふんぞり返ってふてくされた顔をしている。なぜこんなにふてくされた格好をしているのかなと思ったら、お母さんがいままでいろいろな病院に連れていったけれども、どこの病院でも治らないと言われた。だから、僕のところに来たけれども、どうせ治らないと言われるだろうと思って、ふてくされてそっくり返って椅子に腰掛けていたんです。逆にその姿があまりにもあわれでした。

いままでもいろんな患者さんを治療してきましたが、そこまでの重症の患者さんというのは、そのときはじめて見ました。でも、いつも言うように、それまで見たこともない症状で、その手術の方法も皆目、見当もつかないような患者さんであっても、それはきっと神さまが僕のところに導いてこられたのだと、いつも思っておりました。

だから、そのときも必ず幸せになると思い、その男の子にも、先生がきれいにしてあげると言いました。そうしたら、その男の子がガパッと起き上がって、ワーと泣き出してしまった。本当に嬉しかったんですね。その姿が、あまりにもかわいそうでした。

そして入院して手術をすることになるんですが、おとなでも子どもでも手術というのはこわい。でも、その子はニコニコして手術室に入ってくる。辛くてもこの手術で救われるということを信じているんですね。

いろいろと考えて治してあげましたが、どうやって治したか。それを細かく言うと専門的になりますが、要するに鼻が真っ二つに割れて真ん中がへこんでいる。骨がないんですね。だから、そこへ何か入れなければいけない。何を入れたらいいのか。あれこれ悩みましたが、結局、骨を入れようと。ただの骨ではくっつきにくいから、軟骨を入れようということで、肋骨から軟骨を取って鼻の真ん中に入れました。それでようやく見通しが立ちました。

そうやって退院したら、その子とお母さんから手紙が来て、いままでは学校でも、人に見られるのがいやだから、毎日顔に手をあてていた。引っ込み思案で生活していたのが、手術をしたあとクラスの委員長に立候補しました。ありがとうございましたと書いてありましたが、百八十度変わったんですね。

――もう治らないと思い込んでいたのが、「大丈夫だ。治るよ」と言われたときには、本当に神にもすがる気持ちだったでしょうね。

ええ。親もそうですが、僕のことを神さまのようだと拝む子どもがいる。本当にそういう気持ちになるんですね。首から上の悩みというのは、胃が悪いとか、そういう悩みとはまったく違います。顔の存在というのは、やはり特別だと思いますね。だから、真剣になって治療しなければいけないと思います。

患者さんのこころに支えられて

いつも言うように、最初に先輩たちに、顔の変形の手術をどうしてしないのかと聞いたとき、難しいということもありますが、そういうものは医学ではない。顔の変形などというのは医学ではない。こういうことを言われました。

いまでも、外科というとお腹の手術とか、心臓の手術とか、そういうものが本当の手術だと思って、顔の変形を治すというのは簡単な手術、軽い手術のように考えている人が多いんですが、それは逆ではないかと思うのです。顔の悩みというのは、普通の病気の悩みどころではない。患者さんはとてつもない悩み、苦しみを抱えているのです。

当時、医師会や大学とか、周囲の人たちからいろいろ言われるので、途中でやめてしまおうかと思ったことも何度かありましたが、それでも続けてこられたのは、患者さんたちが支えてくれたからです。患者さんが、先生の後ろにはわれわれがいる。先生がおられなかったら、われわれは救われない。だから世間で何を言われても、われわれが後ろにいるからがんばってください。みんなそう言ってくれました。それで還暦の年まで、三十数年も続けてこられたのだと思います。

——そういう患者さんたちに支えられてきた。本当にそれだけ信頼されたら、これは何とかしなければいけないという気持ちになりますね。

ええ。本当にそうです。だから、いつも言っているように、僕の人生は形成外科でそういう人たちを救う人生だから、それにふさわしい生活をしなければいけない。だから、手術をするための人生になってしまったんです。常に健康で、ベストコンディションでいなければいけないということですね。

そうすると、生活を節制しなければいけない。それから、前にも言いましたが、手が大事ですね。手を傷つけたらできないから、常にゴム手袋をはめてけがをしないようにする。それから、重いものを持ったら、手が震えて細かい手術はできないので、絶対に重いものは持たない。だから、いまでも年齢以上に手に力がないんですね。神主をやっていても笏《しゃく》が重い（笑）。というのは、そういうことをしていないからですね。重いものを絶対に持たないという生活をずっとやってきたから、いま体がそうなってしまいましたが、それは当たり前だと思っています。

手でも、毎日消毒しているでしょう。手術のときだけではなくて、包帯の交換も二時間も三時間もかかるから、常に手を消毒しなければいけない。だから、いまでも手には脂がないんですね。常に軟膏か何か塗っていないと、すべって笏も持てないくらいですし、もちろんお札も勘定できない（笑）。

それから、掌の筋が縮んでしまって、いまでもしこりが残っています。これは、手術で同じ姿勢で長時間やっているから、掌の筋が縮んでしまって、いまでも伸ばすことができなくなってしまいました。これも職業病ですね。そうなるんですね。でも、それは自分の専門としてやってきたことですから、当たり前のことで別に何とも思っておりません。

それによって人が救われてきたのだから、よかったと思っています。結局、人を救うということは、いつも言っているように、それが陰徳になり、子どもや孫に伝わっていくのだろうと思っています。それが日本人の人生であり、徳のある人生だと思うんですね。

家内は、僕のように稼ぎの下手な医者はいないといつも言うんですね（笑）。これだけ休まず働いて、こんなにもうからない医者はいないといつも言いますが、それでいいと思っています。そして、それが陰徳だといつも言っています。こうした手術でもうけたら、陰徳とは逆のものが子どもや孫に伝わっていくだろうと思うのです。

VI　感謝するこころ・日本人のいのち

こころを感謝に向ける

——宮司は母親のこころというか、そういうものが子どもの手術に、大変影響するとおっしゃっていますね。

ええ、大変な影響を与えますね。お母さんのこころというのは、子どもの体にものすごく影響するということはわかっています。ただ、それは一般的なことで具体的にどれだけ影響するかというのは、はっきりわかりません。ところが、形成外科では目で見られるようなことがあるんですね。

いちばんいい例が、あるとき一人のお母さんが小学校四、五年生の男の子を連れて来た。見たら、男の子のおでこにひどい傷あとが残っている。診察をして、「心配いりません。きれいになりますよ」と言いました。

それなのに、そのお母さんがその傷をいちいち説明するんですね。上から一ミリぐらいのところが膨れているとか、そこから曲がって二、三ミリしたら赤くなっているとか、上から下まで全部説明して、「これがきれいになりますか」と聞かれるから、今度は「きれいになりません」と答えました。

「いま先生はきれいになると言われたではないですか」と言うのですが、お母さんがそんなに子どもの傷にこころを集中していたら、絶対にきれいにならない。またお母さんの「念」が、傷を出しますよと言いました。なぜお母さんがそこまで固執するのかというと、その子どもが赤ちゃんのとき、お母さんが持っていた剃刀か何かで、誤って赤ちゃんのおでこを切ってしまったんですね。それを思い続けていままで来たから、その傷から目を離すということができなかったのです。

「どうしたらきれいになりますか」と言うから、お母さんが傷のことをいっさい考えない、忘れると言うのなら手術をしてもいいけれども、そうでなかったらきれいにならないから手術をしないと言いました。そうしたら、そのお母さんが「今日からいっさい傷のことを言いません」と言うので、手術をして、その傷はきれいに治りました。

それからも十日か半月に一回ずつ通院して、一年がたちました。ところがなんと、前と同じ傷がおでこに現われてきたのです。手術する前と全く同じ傷です。へこみから赤みから、まったく同じ傷ができていた。こちらが寒気がするほどです。

やっぱりお母さんは、その傷が忘れられなかったのです。手術したおかげできれいになった。そこまではいいんです。ところが、「先生、ちょっと待ってください。上から五ミリぐらいのちょっと赤いのは大丈夫ですか」と、すぐにまた言い出した。それから一年間、来るたびに言い続けていました。そして一年たったら、まったく同じ傷が現われてきたんです。

それは確かに、自分の手で手術をして、間違いなくそのときに全部取ってきれいになっています。でも、またその傷が出てきた。単に傷あとが目立ってきたということではない。前と同じ傷が出てきた。いかに母親のこころが子どもに影響するかということを、目の当たりにさせられました。

もう一つは、幼稚園か小学校のはじめぐらいの女の子が交通事故で顔に傷を負って、母親が連れてきた。それをきれいにしてほしいと言うんですが、診察の最中、どちらが加害者か被害者なのかわかりませんが、お母さんが相手の悪口をずっと僕に言い続けている。その相手と僕は、何の関係もないわけです。見たことも会ったこともない人物なのに、お母さんは子どもの顔に傷を付けたということで、恨み言をえんえんと言っている。

ずっと言いつづけて最後に、「先生、きれいにしてください」と言うから、「きれいになりません。母親がそんなに相手を恨んだら、かならず傷に恨みが残ります。手術する前から、きれいにならないことが分かっているからやりません。もしお母さんが相手を許す気持ちになれたら、もう一回来てください」と言い、そのときは手術をしないで、帰ってもらいました。

あとになって手術をして、その子はきれいになりましたが、昔から言うように、こころにしこりを残せば傷にしこりが残るんです。だから、恨みごとはいっさいやってはいけないのです。

これもあまり言いたくないんですが、息子が幼稚園のとき、自転車に乗っていて車に跳ねられたことがあります。意識不明で日赤病院に担ぎ込まれて、「もうだめです」ということになった。

その時、神棚の前に座り、いっさいその加害者を恨まない。加害者を恨んだら、かならず子どもが死ぬか、あるいは治っても後遺症が出る。だから、いっさい加害者のことは考えないし、恨まない。何の賠償ももらわない。そう心に誓い、大祓を唱えておりました。そうしたら、奇跡的に、何の後遺症もなく、息子が息を吹き返したのです。

もちろんその加害者からは何ももらわず、何の補償もいらないと言いました。そんなお金をもらうよりも、子どもを健康で返してもらったほうが大切ですね。恨みを持つということは、そういうことだと思うんです。だから、いっさいそういうことをしてはいけないんですね。それが日本人だと思います。

——母親のこころというお話ですが、どうしてそういうことが起こるのか。簡単なことは言えないと思いますが、母親と父親の関係が影響をあたえるということはあるのでしょうか。子どもが非行に走るというのも、母親と父親の関係が悪いからとか、教育の現場でもよく言われますね。

ええ、そういうこともあるかもしれませんが、それを言うと、やはり夫婦の問題とか、差し支えが出てきますから、そういうことはいっさい言いません。そうではなく、神さまや祖先や両親に感謝する気持ちに変わってくださいと言うのです。

あなたのこころを、感謝するこころに変えてください。ですから毎日、病院では朝礼の時、私と看護婦さんと患者さん全員で神さまにお祈りをしています。一ヶ月入院している患者さんには、神さまに感謝してください。子どもさんには、お父さん、お母さんに感謝してください。こういうことを一ヶ月、毎日、お話しています。

お父さんお母さんには、傷のことを忘れてください。と言っても忘れられないのでしたら、こころを神さまや仏さまに感謝する方向に向けてください。そう言っています。そういうことを実際にやってきました。

そうすると、子どもは素直ですから、退院して家に帰っていちばん最初に仏壇を開くとか、神棚に祈る。両親がびっくりするということです。子どものほうが素直ですからね。手術した患者さんの親がきれいになってありがたいと感謝してくれますが、それだけではなくて、非常に信仰心のある子どもになってくれてありがたいと喜ぶ親が多いですね。ただきれいになったからありがたいというだけはなくて、非常に信仰心の豊かな子どもになってくれるというんですね。

このあいだも、赤ちゃんのときに手術をした女の子が大きくなって、母親になっている。その母親と、おじいさん、おばあさんが春日大社に来ました。老両親が言うには、娘がきれいになって喜んだけれども、そのほかに娘は非常に信心深くなりました。孫に毎日「神さまを拝みなさい」と言っている。これが非常にありがたいと言っていました。それが本当の救いですね。ただきれいになったらいいということではないと思います。

本当の幸せ

——子どもは治ってうれしい。「これはお父さんやお母さん、みんなのご恩だよ。神さまに感謝しようね」。そう言われれば、自然にそうなりますね。

ええ。女の子で赤ちゃんのとき手術をした人が、結婚するのでぜひ来てくれといって、結婚式に呼ばれました。そうしたら、本当にきれいになって、普通のお嬢さんになっている。その人が恋愛して結婚するというので、両親が非常に感謝してくれました。式の最後に、その女の子が「お父さん、お母さん、私を産んでくれてありがとう」と感謝の挨拶をしました。みんな感動して泣いていましたが、「こんな姿で産んで」と親を恨む人もいるのに、「お母さん、産んでくれてありがとうございました」と言ったその言葉の深さを思い、私も感動し、心からおめでとうと祝福しました。

前も男の子の話をしましたが、その人は大学生で、お母さんが連れて来た。いままでにほかの病院で手術を受けていますが、口元に変形が残っていた。僕のところに来てきれいになりました。その人が大学を卒業して、会社に勤めたんです。

自分がきれいになったのは、お母さんが葉室先生のところに連れて来てくれたおかげだから、お母さんに感謝するということで、一円も無駄なお金を使わずに給料を一年か二年か貯めた。それでダイヤの指輪を買って、お母さんにプレゼントした。

お母さんは感動してしまって、これは私の宝物だから、死ぬときはこれを持ってお棺に入りたいと大喜びしたそうです。それほど、その男の子は母親に感謝していた。それも、入院中に感謝が大切です、ということをやっているものですから、本当にそうなるんですね。

——そういうお話をうかがっていると、昔の言葉で、「医は仁術」といいますね。現代の医学がなくしてしまったものでしょうか。

そうですね。幸せというのはどういうことなのか。自分の欲望が満たされたということが幸せなのではなくて、神さまと一つになる、神さまに感謝できる。それが本当の幸せではないかと思います。

神さまに生かされているということに感謝できたら、これが本当の幸せであって、それ以上の幸せはないと思います。自分の欲望が満たされたから幸せだというのは、欲望が満たされなくなったら不幸せになるということでしょう。神さまに感謝するということに、不幸せということはないわけですね。

だから、神さまと一つになって、ありがとうと感謝する。これは理屈ではない。そうなった人でないとわからない幸せです。そうなったときに、どんなに幸せになるか。これはやってみなければわからない。変形で生まれた人は、そういう逆境に置かれたということが、逆に幸せにつながってくる。そういう人がたくさんいます。だから、何が幸せになるかはわからないといつも言っています。

たとえば逆境に生まれたというと、やれ不幸だとか、親を恨むとか、いろいろやる人がいるけれども、とんでもない話だと思います。それは、神さまが与えられた一つの導きです。それを幸せに結び付けていくということが、人生だと思うんですね。

それが日本人の共生、相手と一つになるという生き方です。だから、日本人の共生というのは、本当にすばらしい生き方だと思います。

——そういうことで言うと、五体満足で生まれるということは、恵まれたことですね。

ええ。それは大変な幸せです。五体満足で生まれたら、何と幸せかということですね。

しかも、人間に生まれたということがどんなに幸せなことか。人間に生まれるかどうかはわからない。ブタに生まれるか、虫に生まれるかわからない。それが人間に生まれてきた。自分で決めたわけではなくて、神さまの導きによって人間に生まれさせてもらった。

本当はこんな幸せはありません。それなのになぜ不平不満を言うのかということですね。感謝して、努力しなければいけませんね。

共生のこころを失った日本人

——ところで、葉室医院では一貫した看護と治療をなさっていますね。入院から退院まで全部見ていく。それに対して、いまはどこの病院も分業体制ですね。そのあたりについては、どのようにお考えですか。

いまの分業システムというのは、そういうのが新しい医学であって、どんどん専門化するべきだと言っていますが、それはおかしいのではないかと思います。大学病院では、看護婦でも外来で診察を受け持つ看護婦、入院を受け持つ看護婦、手術を受け持つ看護婦と、みんな違うでしょう。一貫性がない。だから患者を取り違えたり、薬を間違えたり、そういう問題が起ってくるのではないかと思います。

そうしたこともあって、以前は大学でも手術をしたり、教えたりしていましたが、これではだめで、すべてに目が行き届く個人病院でやらなければ、とくに形成外科というのはできないと思ったので、自分の病院を建てたのです。

うちでは、外来から手術から入院から、全部、同じ看護婦がやります。一貫性がある。だから、そこで薬を間違えたとか、患者を間違えたとか、そういうことは絶対に起こらないでしょう。患者さんの顔も全部知っている。親しくなっているから、間違えるなんていうことはありえない。

私自身、診察から手術、その後の看護まで、すべて関わっています。本当の話ですが、入院している患者さんのひげ剃りから、頭を洗うのから、お風呂に入れて体を洗う、みんなやりました。

傷を安静にしなければいけないので、ひげを勝手に剃ってもらっては困る。傷にさわったら困るでしょう。頭も洗えない。うつ伏せになってもらっては困る。寝ながらしか洗えない。そうすると、美容院で洗ってくるといいますが、美容院で洗ったら、ゴシゴシやる。そんなことをしたら傷に響いてきます。傷に響かないように洗わなくてはいけない。それは僕にしかわからない。

そこで、患者を寝かせておいて、頭を洗って、ひげを剃っていました。だから、美容院なのか病院なのかわからない（笑）。体の傷も、ゴシゴシこすられては困る。刺激を与えないように、お風呂に入れてあげる。そこまで患者と一体になる。そうしないときれいに治らないのです。だから、当然一人の患者に時間がかかってしまう。大変ですが、患者さんの幸せを考えると、そこまでしないといけないと考えたのです。

今、医学が進歩して、病院が大きくなって分業を始めたことが原因で、いろいろな医療事故というのが起きている。そうすると何が医学の進歩なのかと思いますね。ただ単なる医療技術の進歩、効率性の追求、生き残るためだと言って、大きくなればいいという問題ではないと思います。

いまでもこの不景気を乗り越えるために、いろんな企業が合併して巨大化するでしょう。そんなことをしていては逆に滅びるのではないか。恐竜やマンモスの二の舞をやっているのではないかと思います。それよりも小さな会社で小回りがきいて、順応できる会社のほうが強いのではないか。それが日本の企業ではないでしょうか。

アメリカの大きい企業に対抗するために、それと同じ大きさの企業をつくって同じこと

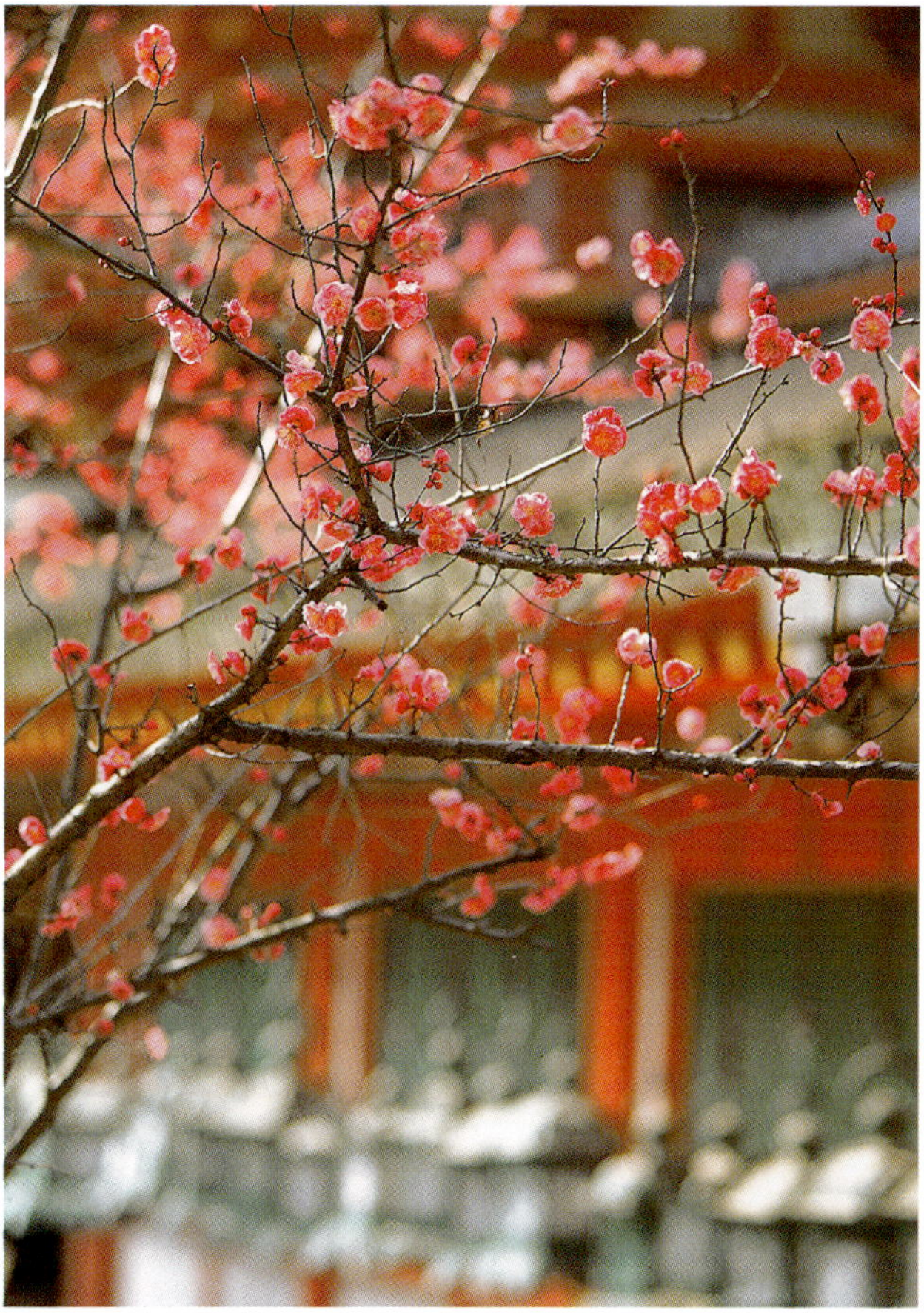

梅花（撮影・川本武司）

をしても、勝てるわけがないでしょう。日本は日本の特徴のある企業をつくってそれと対抗しなければ、とてもじゃないけれども生き抜けないと思います。それには、日本の特徴である小回りのきく企業が強い力をもつのではないか。それはつまり時代の変化に順応できる企業ですね。そういう発想の転換が必要ではないかと思うのです。

病院でも、普通の個人の外科病院というのは少なくなりました。小さな医者一人の診療所か、大きい病院かになってしまった。いまはそういうふうになってしまったんです。これは大きな問題ではないかと思います。

なぜそうなったかというと、法律の改正やら何やらで、これだけの設備、これだけの人員をそろえなければ認めないとか、そうなってしまった。そうすると個人の力ではできないので、結局、大病院になってしまう。さもなければ医者一人の診療所になってしまうわけです。

大型スーパーができたために、個人の店、市場というのがどんどんつぶれてしまっていますが、それと同じことです。でも、僕はまた市場のようなかたちが復活するのではないかと思います。スーパーには人間のこころ、ふれあいというものがあまりありませんね。ものが並んでいるだけです。たしかに便利です。しかしそこに売り手と買い手のこころのやり取りがない。

これでは、恐らくいずれ頭打ちになると思います。昔の市場のように、「いらっしゃい」とか、「これ、まけておくよ」とか、このやり取りが大切だという時代が、遠からずやってくると思うのです。

――たしかに今は競争や対立ばかりで、とても心の通った社会とは感じられませんね。

いつも言っているように、日本人のすばらしいさまざまな生き方がありますが、根本は「共生」だと思うんですね。共生というのは、たんにほかの人と一緒に生活しましょうというのではなくて、相手と一つになろうとする。バランスを取ろうということですね。これはすばらしい生き方だと思います。そうすると、相手とは絶対に対立しない、争わないというのが日本人本来の姿です。

民族というのは、その民族固有の特徴というものを持っています。このあいだ開催されたサッカーのワールドカップを見てもわかります。いろいろな国の人が来ましたが、みんな違うでしょう。同じヨーロッパでも、同じアフリカでも、同じ南米でも、国民性というものはみんな違いますね。

だから日本人だけが特色を持たないなんていう、ばかげたことはないでしょう。日本人の特色というと、古いとか、劣っているとか、そう考えて、ヨーロッパやアメリカと同じことをしなければいけないと思っている人がいますが、それは日本を滅ぼすことでしょう。日本は日本の特色がある。日本人なんですから、当たり前のことです。

例えば、神道で生きてきたところに仏教が入ってきたら、それを排斥しないで、それと一つに溶け込んでしまう。こういう独特のすばらしい生き方があります。ところが、そうすると日本人は宗教心がないと言うでしょう。家に仏壇と神棚を両方祀っているとか、結婚式を神社でやってお葬式は仏教でやって、おまけにクリスマスもやる。まったく宗教心がない。日本人はだめだと、こう思う人がいますね。

しかしそれはだめなのではなくて、対立しない、融合させることができるのは、世界でまれなるすばらしい特質で、この能力がいまこそいちばん必要な時だと思うんです。いま世界中でみんな対立しているでしょう。日本人というのは縄文時代から約二万年もの間、この日本列島に住み続けていますが、民族闘争というのはやったことがない。こういう民族は日本人だけではないでしょうか。

しかし、戦後はそれをぶち壊して、対立しようとしている。ここにとんでもない間違いがあると思います。戦後の教育は、外国の考え方が入ってきて、ほとんどが対立でしょう。

資本家と労働者が対立するとか、民主主義と社会主義が対立するとか、自民党と野党が対立する。しかしそういうことをやらないのが、本来の日本人ではないですか。そういう原点に返って、ほかの国々と共に生活する。そうでないと、本当の日本人にならないと思うんですね。

「朝方」と「夕方」ということ

ところで、日本人は「夕方」とか「朝方」という、物事の移り変わりに神の姿を見るという、独特の考え方をしてきました。外国であれば、昼か夜、正か悪かという判断をしますが、日本人はそうではない。昼から夜に移り変わるところに、神の姿を見る。これは本当のことだと思うんです。この移り変わるということ、その経過、歴史というものが非常に大切だと思うのです。

ですから、病気についても、ただ薬や手術によって治ったというだけではなくて、どのような経過で治ってきたのか。僕が、ただ形成外科をやったというのではなくて、どのような過程を経て、形成外科をやれるようになったのか。この過程が大切で、それがないと、進化というものはないと思うんです。

手術でもそうです。治療の過程、治っていく過程というのが大切なんです。それを、いきなりこっちからあっちになったというのでは、何の進化もない。この移り変わりを、しっかり身に付けることによって、進化というものがあるのだと思います。

日本人はもともと、そういう考え方をしていましたが、戦後、アメリカの考え方、理屈の考え方になったものだから、右か左か、正か悪か、昼か夜かと、こういう白黒をつける考え方になってしまった。しかし、日本人というのは本来そうではない。その過程、移り変わりというものを非常に大事にするんですね。

このあいだも話しましたが、いま『にほんよいくに』という絵本をつくっています。そうすると、「日本」は「にっぽん」というのが本当ではないか。それを「にほん」と言っている。だから、「にっぽん」か「にほん」か統一すべきだと言う人がいるんですね。でも、それを統一しないのが日本人なんですね。日本語というのは、その時と所に応じて同じ言葉の発音が違ってくる。そういう世界でもまれなる言葉の文化なんです。これを戦後は統一しなければいけないということにしたから、日本から言葉の文化が消えてしまったんです。

ワールドカップで「日本、チャチャチャ」と応援するときには、「にほん」より「にっぽん」のほうがいい。ところが、「日本語」とか、「日本家屋」と言うときには、「にほん」のほうがいいでしょう。

「へん」もそうでしょう。「何遍」というときに、一回だったら「いっぺん」になる。二回だったら「にへん」です。三回だったら「さんべん」になる。「へん」が「ぺん」になったり「べん」になったりする。これは理屈ではない。これは、長年生活している間に得てきた日本のすばらしい文化ではないですか。

戦後は、これはいけない、非科学的である。「へん」というのだったら、全部「へん」にしようと、何でも理屈で考えるから、一つに統一しなければいけないと思ってしまう。そういう教育をしてきたんですね。

本当は統一しない民族なのに、戦後は民主主義・自由・平等・権利などで統一してしまった。そしてみんな金もうけに走って、バブル崩壊ですべてなくなってしまった。ところが、いまは猫も杓子もインターネットでしょう。同じことをやっているんですね。それで、いまここまで来てしまった。それによって、日本の昔から伝えられていた繊細な文化が滅んでしまったということでしょう。

ですから、そういう統一をしない。柔軟さというか、一つに決めないというところに、日本人の特徴があるんです。それを「夕方」というんですね。そこに真実を見る民族なんです。それに目覚めたら、またすばらしい日本の国になると思うんです。一つの価値観で統一しない。多様性を大事にする。この生き方が、世界の、本当の平和につながっていくと思うのです。

いま世界では、どこでも民族闘争をやっているでしょう。パレスチナやアフガニスタンでも、いろいろな民族が争っている。同じ国の人間なのに、殺し合いをやっている。世界中どこでもやっているでしょう。でも日本はやっていない。たしかに昔、武士同士が戦争をしましたが、民族闘争というのはやっていない。

それは、歴史を見たらよくわかります。パレスチナなどを見ると、本当に日本というのはありがたいと思いますね。ユーゴスラビアでもやっているでしょう。本当に皆殺しをする。民族が違うというだけで平気で撃ち殺すでしょう。日本人はそんなことをやっていない。戦争でチャンチャンバラバラをやりますが、相手の民族を皆殺しにしたことはないでしょう。

これが共生だと思います。すばらしい民族だと思います。日本の歴史を見たら、そういうことをやった人間は誰もいない。たとえば豊臣秀吉や徳川家康が出ても、相手を皆殺しにしたりはしない。それが共生です。そういうところから、日本人というのは一つの民族になってきたのではないかと思います。

——いまのこととつながると思いますが、「妙」という字についても、よくお話なさっていますね。

八月十六日になると京都の「大文字」がありますが、そのなかに「妙法」の「妙」という字がありますね。「妙」は「少女」ということです。仏教のほうではどう解釈しているのか知りませんが、あれは「少女」という意味なんですね。そうすると、子どもでもないし、おとなでもない。子どもからおとなに移り変わる女性ですね。ここに神の姿があるというのが「妙」ということでしょう。すべて日本人は移り変わりに神秘を見るということですね。

ところで、日本人には昔から太陽のおかげで生かされているという信仰が息づいていました。それを表すものとして、神道では「総《ふさ》」という言葉がある。前にも言いましたが、これは、地平線から太陽が出てきたら、太陽の光線がすべてを照らし出す。これを神として表しているわけです。

「房」という字もありますが、これも同じ意味ですね。神職がお祓いをするときに大幣という紙のヒラヒラついたものがあるでしょう。あれも「総」と同じで、太陽の光線を表していて、そこに、神の姿、神聖なものを見るというのが、日本人の考え方です。「夕方」という言葉もそうです。「夕」は、神社では「木綿」と書きます。「もめん」ではなくて「ゆう」と読みますが、これは、コウゾという木の繊維です。白い繊維ですが、それを束ねて総にする。だから、「ゆう」というのは神聖なものです。いまでも「ゆうかずら」とか「ゆうだすき」といって、神聖なものとして扱います。

さらに「ゆう」は、「斎総」を意味します。これは「忌み清めた総」という意味です。これを祝詞では、「ゆまはり」と読みます。ですから、清らかな総が「ゆう」という意味です。夕方の「ゆう」というのは、そういう意味なんですね

「朝方」もそうですね。「朝」というのは「麻」です。ご存知のように、神社では麻をよく使います。玉串とかですね。麻は神聖なものでしょう。では、「あさ」とは何かというと、「青い総」という意味です。「青総」ですね。これを「あさ」といいます。

これはなぜかというと、「ゆう」はコウゾの木の繊維で真っ白です。一方「あさ」も木の繊維ですが、こちらのほうがより青っぽい。それで「青総」といい、これを「あさ」と

読みます。これも同じく神聖なものという意味です。

つまり、「夕方」や「朝方」、そして「妙」などという、そういう移り変わりに神聖な神の姿を見るというのが、日本人の生き方です。これは神道でどうこうということではなくて、もともと日本人の自然観というか、人生観というのが、そういうものなんですね。日本人は理屈ではなくて、長年の経験からそうしたことを学び、これを尊んできました。ですから、そこに理屈はない。春日大社でもたくさんの祭りをやっていますが、かけらも理屈はありません。なぜやるかなどという理屈はまったくない。ただ神さまに悦んでいただこうということで、長年の歳月を経て、今のような姿になったというだけの話です。

根底は、神さまにお悦びいただこうということです。それにはどうやったらいいかということで、いまのようになってきたのです。西洋の考え方は、まず理屈がくっつくでしょう。悦ばせるとは何ぞやとか、そういうところからスタートします。しかし、日本人には理屈がない。ただ悦んでもらおうということです。

それにはどうしたらいいか。おいしいご馳走をたくさんあげたら、神さまはお悦びになるだろう。そういうことで神饌をお供えする。理屈で、こうやったら神さまが悦ぶ。そんなことは考えていないんですね。そういう理屈のない民族なんですが、それがいま理屈ばかりの国になってしまったんです。

真実の生き方とは

——何が本当の医学かということでは、理屈ではなく自然に沿うことが大切であるとおっしゃっていますね。

医学だけではありませんが、自然に沿ったものが本当ではないかと思います。そうすれば続いていくのです。春日大社は千二百年も続いているでしょう。なぜ続いているのか。それは真実の生き方をしているから続くのです。

だからいつも、春日大社を見てくださいと言っています。自分が儲けようということは一切やっていない。ただ神さまをお悦ばせすること、お祭りしかやっていないんです。これを普通の企業からいわせたら、それではすぐにつぶれるというでしょう。でも、そのつぶれるはずの神社が、千二百年も続いているのです。これが発想の転換です。

ですから、神さまにお悦びいただく、周りの人を悦ばせることをやったら、続いていくんですね。そうではなくて、自分だけが儲かることをやろうとするから滅びていくのです。

ところが、みんなは逆だと思うんですね。そうではないんですね。だから、神さまや人を悦ばせることをやりなさい。そうしたら続きます。儲かるというのではなくて、続くということが大切です。一時的に儲かっても、滅びたら元も子もないでしょう。だから、いかにしたら続くかということです。

昔から春日大社に来ている人が、昔とはまったく変わった、きれいになったと言ってくださいます。ありがたいことですが、それは、お金を儲けてきれいにしようとしているのではない。神さまにお悦びいただくと、自然にきれいになっていくんですね。これが自然に沿うということだと思うのです。

医学でも同じです。患者さんに悦んでもらうことです。そのためには、自然に沿う手術と医学が大切で、自然に沿わない治療法というのは、いずれ消えていく運命にあるのです。

――自然という言葉は、奥深い、意味のある言葉ですね。形成外科の手術では、自然の姿に戻すため、表面だけでなく、見えないところまできっちり手術をされてこられましたが、同じように通じるところがあるんですね。

ええ。そこが大切なところです。見えないところに力を入れる。これが日本人のこころなのです。たとえば日本の衣紋道でも、そうです。外国では見えるところを飾る。ファッションでも見えるところをデザインをして、いろんな飾りを付けて、美を表そうとします。一方、日本のファッションは、外には何の飾りも付けない。見えない部分をしっかり整えて美を表そうとする。それが日本人の考え方ですね。

十二単もそうですが、全体は見えないように重ね着をする。襟口や袖口以外は、重ねた下のものは見えない。では、その見えないところは無駄だと考えますが、そうではないんですね。重ねることによって、それが美として出てくるという発想です。これはすごいと思います。

見えないところに粋を尽くす。これが神の真実の美だと思います。神さまというのは見えませんが、全体として美が表れてくる。これが本当の美の姿だと思います。だから人間の美というのも、表面を飾るよりは内面の美が大事だと思います。こころの美しい女性に、神の真実の美を感じるように、男性の美、老人の美、それぞれみんな内面の美の表われだと思います。

とくに老人の美というのは、長年生きてきたその人の人生がにじみ出る美です。歳を取った人に美があるというのは、本当だと思います。その人の人生が出てくる、そういう生き方をするのが本当の人生ではないでしょうか。

歳を取って、ヨボヨボになって死んでいくというのではなく、歳を取って、ますます美しくなる。外見的に美しいというのではなく、内面からにじみ出てくる美、本当の美をあらわせるのが、老人ではないかと思うのです。それは難しいけれども、僕もそういう老人になりたいですね。

先ほども言ったように、米朝師匠に老人の美というものを見た。本当にすごいと思いました。それには、いつも言っているように、夢と努力だと思います。それがあれば、何歳になろうと、美が表れてくるのだと思います。

〔付〕甲斐婦長から見た葉室院長

――甲斐婦長さんに葉室病院長のお話をうかがいたいと思います。最初は一般的なところからですが、病院というのはだいたい院長がいて、婦長さんがいて成り立っていると思います。

甲斐　私は昭和四十五年、結婚して大阪に出て、はじめて面接に行ったところが、葉室形成外科病院です。それ以前は、外科に勤めていました。そのころ形成外科というのはなかったんですが、外科だったら一緒だと思って行きました。そこで面接をして勤めるようになりましたが、外科とは全然違いました。宮司もおっしゃっていましたが、最初に「外科の経験を捨てなさい」と言われました。形成外科ではそれが役に立たないというか、かえってそれが邪魔になるんですね。

一、二ヶ月勤めましたが、だんだん自信がなくなってきました。いちおう外科では手術にもついていましたし、先生に言われなくても、手を出されたら器具が渡せるほどになっていました。それが一からやり直しというのはプライドがあって、二ヶ月ぐらいで突然辞めました。

それから半年ぐらいたって、どういうことかまた連絡があって、院長のほうからまた勤めてくれというお話がありました。近所に家を探してそこに住みなさいと言われて、探してもらいましたが、家が見つからなくて、寮に夫婦で入りました。そうしたら、今度は逃げられない状態になったんです（笑）。患者さんと同じところに住んでいますからね。

でも、おかげさまで通勤時間もありませんし、病院から夕食も出ましたので、いろいろ勉強ができました。勤務が終わっても、時間をいとわずに残った仕事ができるようになりました。自分が「明日の準備ができていないな」と思ったらすぐできる。そういうことでずっとやってきました。そのうちだんだん手術も覚えて、院長と一緒に手術ができるようになりました。

――いろいろご苦労なさったんですね。慣れるまでに一年ぐらいはかかったということでしょうか。

甲斐　一年どころではないと思います。院長に言わせると五、六年はかかっているのではないかと思います。

――普通の外科と形成外科と何がそんなに違うんでしょうか。外科のベテランの看護婦さんだった婦長さんが、どうして何年もかけないと形成外科に適応できなかったんでしょうか。

甲斐　やはり昔の外科をずっと引きずっていたんですね。外科では、絆創膏を手でパッとちぎるのがベテランで、いちいちはさみで切らないんですが、それは形成外科では許されませんでした。どうしても昔の癖が出て、パッとテープを手でちぎったりする。それでだいぶ叱られました。ですから、本当に形成外科の看護婦になれたのは、やはり五、六年以上かかったかもしれません。

――形成外科では絆創膏を手で切ってはいけないんですか。

甲斐　はい。手で切ってはいけない。下にガーゼがありますでしょう。そうすると、切ったときにその絆創膏と一緒にガーゼがついてくる場合があります。ですから、きれいに貼って、それから切らないといけない。自分の手に絆創膏がくっついたときに、傷についているガーゼが一緒に取れてしまうことがあるんです。面倒くさいことですが、それを根本から教えられました。

外科では、傷のガーゼを交換するときに、パッと全部一緒にはがすんですよ。でも、形成外科ではずっと浸しておいて、一枚一枚めくっていく。それがまた面倒なんですが、それをやらないと傷になってしまいます。

――ずいぶんやり方が違うんですね。

甲斐　ええ、全然違いました。診察のしかたも違います。普通は初診などで「ここが悪いんです」と言うと、普通の先生は薬を出したり、注射したりしますが、葉室先生は最初から最後まで説明なさいました。こういう状態になって、こうなっている。ですから、手術のしかたも、最初から全部説明する。こういう手術をして一ヶ月間入院し、退院したあともこういう養生をしなさい。それをずっと説明されるんです。

――なるほど、患者さんに説明されるんですね。

甲斐　患者さんや親御さんですね。ですから、一人の人に三十分以上はかかりました。そこまで親身になって患者さんにお話をしていらっしゃいました。

それから、患者さん第一でしたね。三百六十五日、一日も休まれたことがありません。抜糸と言って、糸を抜くときでも一日ずれてもだめですし、早くてもだめという状態でしたから、日曜もお盆も正月もまったくない。私たち看護婦は、半分ずつ交替でしたから、月に一回か二回は休めましたが。

――月に一、二回ですか。

甲斐　ええ。それでも、みんな不満を言いませんでした。休ませてくれと言わない。院長が一生懸命ですので、ついている看護婦も一生懸命でした。一生懸命に治そうとしている。院長が一生懸命になっているから、こちらも一生懸命になっていく。院長は昔から看護婦を対等に見てくれていました。私たちを下に見ないで同じ目線で見てくださる。

そして、こういう手術のときはどうしようかとみんなで話し合って、ああでもない、こうでもないと相談していました。そういう場をつくってくれました。ですから、間違っているかもしれませんが、私たちも「こうしたらいいのではないでしょうか」と発言していました。手術前に一時間ぐらいそういう話し合いをしましたね。

でも、そのとおりにできたためしはないんです。こうしたらきれいになるだろうと思ってやってみると、実際はそうはいかない。十人いてもみんな違う。同じような症例でも、みんな違います。同じ人は一人もいません。

こういう人がきれいになったから、これと同じような手術をしたらどうかということで、手術前にそういう人のカルテを二つ、三つ持ってきて、この人がきれいになったからこういう手術のやり方をしようとみんなで話し合っても、いざやってみるとまったく同じにははならない。それで、やはり七時間、八時間とかかってしまうんですね。

——普通の外科の手術だったら、やり方が適用できますね。

甲斐　そうです。胃を三分の一切ろうと思ったら、ここところを切る。一センチぐらいのずれはありますが、それでも許される範囲です。しかし形成外科は一ミリ狂ってもいけない。それに一人ひとり全部違います。

——相当、大変ですね。

甲斐　院長は、一人患者さんを手術したら、オペ記事といいますが、かならずカルテに、その人にメスを入れる時点からずっと細かく書かれます。最後の絆創膏を貼ったというところまで書く。そのオペ記事が、こういうノートで七、八ページにもなるんです。図を描いて、ちゃんと説明して書かれる。

——普通のオペ記事というのは、そんなにはないわけでしょう。

甲斐　外科の手術のオペ記事は、普通、ここを取って縫ったという程度です。二、三行で終わりです。でも院長は、こういう手術法をしたけれどもだめだった。またいろいろ考えてこうしたらうまくいった。そういうことをずっと細かく書いていらっしゃいました。

——そうすると、先ほどもおっしゃったように、手術には七時間、八時間はかかったのですね。

甲斐　そうです。それが当たり前です。それほどかかるというか、かけないときれいにならないんです。ただ上っ面でやっても全然きれいにならない。

――たくさんあると思いますが、婦長さんがいちばん思い出に残っていること、手術のなかでいちばん苦心なさったことというのは、どういう点でしょうか。

甲斐　私がいちばん思い出に残っているのは、交通事故でまぶたをけがなさった患者さんでしたが、院長は植皮するのを非常に嫌うんです。何とか顔の皮膚で治したいと。

その人は目の上が欠損というか、皮膚が取れて目が半開きになっている。それを何とか顔のほかのところから皮膚を持ってきて治す。植皮ではなくて、頰や目の横から皮膚を持ってきて治すんです。それで、あれでもない、これでもないとやって、お昼の一時から始まって、手術が終わったのは何と朝の三時でした。

――すごいですね。そのときはどうしてそんなにかかったのでしょうか。

甲斐　どうしても皮膚を持ってこられないんですね。伸びない。植皮したら確実にふさがるんですが、よそから持ってきた皮膚だと色も違います。ほかのものをくっつけたという感じになります。色も変わってきますから、できるだけ顔の皮膚で覆うようになさる。

伸ばして、少しずつずらすんですが、ただずらすだけではなくて、眉が下がったらだめですし、下がつり上がってもおかしい。ほかに全然影響しないように皮膚を持ってくる。それで、終わったのが朝の三時でした。

――終わったときはぐったりですね。

甲斐　そうです。でも、朝八時からまた普通に勤務しました。

――すごいですね。

甲斐　でも、院長も遅くなったからといって遅れて出てくるわけではないし、同じ時間に出ていらっしゃる。そういうことを六十歳ぐらいまで毎日続けられましたね。

――大変な根気が必要ですね。

甲斐　ええ、根気がいります。でも、院長がいつも言っていらっしゃったのは、自分の子どもだったら、身内だったら、そう思ったら、苦労とは思わない。私もそうでした。

――なるほど、自分の子どもだったらやる。

甲斐　いろいろあって、明日は辞めよう、もう絶対に来ないと考えたこともありました。けれど、相手の立場になったときに、「みんなが辞めたらこの人たちはどうなるのだろう。せっかく私たちを頼って来ているのに」と考え直しました。私たちを頼って来ているのではなくて、院長を頼って来ているんですね。そういう人たちを私たちが裏切ったら申し訳ないということで、ずっとみんなついてきました。

——もう辞めようと思われたのはどういうときですか。

甲斐　それは、院長は手術のときに一生懸命になるんですね。難しい手術となり、院長も自分の思いどおりにいかないし、私たちも力になれない。そういうときにカッと爆発なさる（笑）。でも、みんなで冷静になるとうまい考えが出てきて、「こうしましょう、ああしましょう」ということが出てきて、手術が無事に終わるんです。

——いまお話をうかがっていると、マニュアルみたいなものはなくて、一回ごとに全部違うから大変なんですね。

甲斐　手術の前に、こうやればいいという打ち合わせをしますが、それがうまくいけば二、三時間で終わることもありました。

——そうですか。うまくいくときもあるけれども、たいていはうまくいかない。

甲斐　そうですね。そうすると、その場で、どうしたらいいか考える。院長が「どうしようか」と私たち看護婦に聞かれますね。「先生、こうしたらいいですよ」と言うと、「黙っておけ。おれは医者だ」とおっしゃる（笑）。

私たちが「先生、こうしたほうがいいです」と言うとだめなんです。でも、また聞かれるから「どうせ言ってもだめだわ」と思って黙っていると、「おれ一人にさせるな」とおっしゃる（笑）。

でも、平等だと思っていらっしゃるから、私たちに意見を求められるし、私たちもそのとおりにならなくても、いちおう自分の考えを言っていました。普通の外科ではそういうことはいっさいないです。看護婦が口を出すなんて、とんでもない。

——そうすると、七時間、八時間の手術というのは、そのなかで試行錯誤をして新しく作り上げていくようなものですね。これは大変な手術ですね。そのなかでぶつかりあって、時には「もう辞めてやる」ということになるわけですね。

甲斐　その時は本気で辞めてやろうとは思うのですが、実際には辞めませんでした。そこが違うんです。辞めてやるとは思ったけれども、辞めようとは思いませんでした。けれど、もしそうしたことが毎回つもっていったら、きっと辞めていたと思います。しかし、なぜか翌日になったら忘れているというか、体がそういうふうになってしまう。朝になったら何事もなかったように仕事に出ていきました。

——ところで治った患者さんの喜びようというのはすごいものがあるんでしょうね。

甲斐　そうですね。うちは初診から手術、退院まで、全部同じ看護婦が担当します。そういうふうにしていると、みんなの苦労がわかるんですね。手術の苦労もわかりますし、術後、体は健康ですけれど、それを安静にしなさいということで、子どもでも寝たまま傷を安静にします。ですから、退院するときの笑顔というのは、私たちにとってはいちばんうれしいことです。

——一ヶ月ぐらい入院するんですか。

甲斐　はい。一ヶ月をずっと一緒に過ごすわけですから、退院なさるときは、やはりうれしいですね。三十年前に手術した患者さんでも、いまだにお手紙をいただくこともありますし、近所に来たからと言って、ときどき寄ってくれることもあります。また、院長がいま春日大社の宮司さんとして活躍しているということを聞いたと、電話をかけてくれる人もいます。

——そうですか。それはうれしいですね。ところで、いろいろな手術のなかでも、口のなかを縫うというのは大変なことでしょうね。

甲斐　そうです。二歳半から三歳ぐらいで口蓋裂の手術をしますが、子どもの口の大きさというのはミカンぐらいしかない。そのなかにおとなの手を入れて縫う。のどちんこの裏側を縫っていくんです。けれど奥の方は全く見えません。ですから、縫えたかどうかというのも勘だけなんです。

——勘で分かるのですか。

甲斐　ええ。院長が縫って、糸を結ぶのは私がやります。院長は、この裏の見えないところを縫わなければいけない。本当の勘です。

——見てやるわけではないから、やはり職人技というか、熟練度がものを言うんでしょうか。

甲斐　そうですね。そこが縫えないと、発音できない。「か」や「は」がなかなか言えないんですが、患者さんが退院するときにそれを言っているのを聞くと、これは成功したというのを感じます。

——手術のあとで食事や何かでいろいろご苦心があったと聞いていますが。

甲斐　ええ。付き添い看護婦さんというのがいて、一人の患者さんに二十四時間ずっと退院までついているんです。その人たちが、かまないでいいように、厨房でできた食事をミキサーにかけて、自分で味見をしながら、これだったら飲めるという味にして、ゴクンといわせないように少しずつ流し込んでいきます。

——ゴクンと飲んではいけないんですね。

甲斐　そうすると、奥の糸が切れるんです。ですから、流し込む。手術は完璧にできても、その食事がだめだったらもうおしまいです。

——非常に難しいですね。

甲斐 そうです。それは私たちにはできません。やはり付き添い看護婦さんがいないと、食べさせ方というか、うまく食べさせることができない。

——「か」の発音が難しいとおっしゃいましたが、どういうふうにするんですか。

甲斐 そういう教室がありますが、退院してそういうところに行かせると、そういう子供ばかりなので、自分は正常の子供ではないと思う子供がいます。ですから、家庭で普通の子供と同じように育てなければいけないと、院長は常に言われていました。

そのいちばん身近な人としては、おかあさんです。おかあさんにお願いして、「ママ」と言わせないで、絶対に「おかあさん」と言わせる。「か」の発音にいちばんいいのが、「おかあさん」という言葉です。「おとうさん」より「おかあさん」が、「か」行にいちばんいい。それも、一字ずつ「お、か、あ、さ、ん」と発音してもらう。早口でペラペラしゃべってはいけない。ゆっくりしゃべる。

——母親もゆっくりしゃべるのですか。

甲斐 ええ、ゆっくりしゃべる。母親は子どもが赤ちゃん言葉をしゃべっていても、何を言っているかすぐ理解できるでしょう。ほかの人にはわからなくても、母親にはわかる。でも、それでは教えられないということで、もし発音が悪かったら何度でも聞き返す。もしわかっていても、こういう発音ですよとちゃんとお母さんが教える。

――手術の後に抜糸をされますが、この糸を抜く時の注意点というのは何かありますか。

甲斐　これは院長の経験からでしょうが、五日目から糸を抜きます。場所によって五日目でないとだめという場所と、六日目でないとだめという場所があります。鼻の奥とか、そういう見えないところは、少しぐらい傷が残ってもなんとかなりますが、表側はその一日が勝負になります。早くてもだめですし、遅くてもだめです。ですから、三百六十五日、休めないということになります。

それから、いつも感心していましたが、赤ちゃんの抜糸があるでしょう。五日目か六日目に取りますが、赤ちゃんが一瞬泣きやんだところで糸を抜かれる。

――赤ちゃんはずっと泣いているわけですね。

甲斐　赤ちゃんは泣いているんです。看護婦が頭を押さえているし、体も動かないようにしているんですが、泣くでしょう。でも、赤ちゃんも疲れるし、息継ぎのときにパッと泣きやむ。そのときにスーッと抜く。獲物をねらっているように、タイミングよくパッと抜く。本当に感心します。あれはだれもまねができないのではないかと思います。

麻酔をかけたら赤ちゃんは静かですから、きれいに取れますが、赤ちゃんに何度も麻酔をかけられないでしょう。五日目から七日、八日ぐらいまでは毎日抜糸が続くんです。

——抜糸といっても、いっぺんに終わるのではなくて、少しずつ抜いていくわけですね。

甲斐　そうです。少しずつ抜いていく。場所によって何日目というのがあります。そのときに一瞬にして抜く。それも、髪の毛ぐらいの糸なんです。だから、看護婦がルーペを持ってやりますが、そのときも「動くな」とか、怒られながらやっていました（笑）。でも、大変だと思います。あのルーペをずっとながめていたら、本当に目が回ると思うんです。でも、それを一瞬にして抜いてしまう。

——手術は一週間に二人か三人ですか。

甲斐　最高二人です。それ以上は体力的に無理だと思います。そのなかには小さい手術もありますが、大きなものになるとやはり二人ですね。

——ところで、院長の手術の腕前はどうですか。

甲斐　いつも七時間、八時間と手術をやっていますが、手術になると本当に細かいところまで縫われる。でも、ほかのことをやらせたら本当に不器用なんですよ（笑）。

――本当ですか（笑）。

甲斐　手術後、包帯を巻くのですが、そのため手術前に患者さんの顔や手術部位に合わせて厚型のガーゼを作ります。そういうものは全部私たちがつくっていました。そういうことができない。でも、手術になると細かいことまで、きちっとなさる。

――そうしたことをずっとやってこられた。本当に大変な三十年でしたね。

甲斐　そうですね。けれど終わってみればあっという間でした。もう二十年ぐらいやりたかったと思いますが、春日大社の宮司さんになられたので（笑）。でも、形成外科ではそれこそ世界一の院長ではないかと思っています。

――こうやってちょっとうかがっただけでも、形成外科というのは、普通の外科とは全然違うのですね。

甲斐　本当にそうです。院長がいつもおっしゃるように、神さまにお任せするというか、そういう信心がなかったらたぶんできないのではないかと思います。手術でも行き詰まるときがありますでしょう。そういうときは、自分で考えることもできなくなるんですね。

――どうしたらいいかわからない。

甲斐　ええ。院長は朝、いつも神さまにちゃんとお祈りをしていらっしゃいました。手術の前もかならず自宅に帰って、その患者さんのことを祈っていらっしゃいました。相手のためにというのが大原則というか、鉄則なんですね。自分のことばかりだったら、みんな辞めています。楽でいいところに行きます。

でも、最後は喜びになります。患者さんが退院するときには、みんなで一緒にお祝いをする。そういうときは、手術で苦しかったというか、いやだったことも全部忘れます。

――そうでしょうね。なかなか大変なんですね。

甲斐 そうやって努力されたからこそ、いまに至っておられるのだと思います。神職の明階という資格を取られるときもずっと見ていましたが、ほんの五分ぐらいの休憩でもちゃんとノートを取って勉強されておられました。

――病院でですか。

甲斐 ええ、そうです。ちょっと時間があきますでしょう。そのほんの五分間でもちゃんと勉強していらっしゃる。昔から書いて覚えるということで、何でも書いて残していらっしゃいますね。ただ頭で覚えるのではなくて、全部筆記していらっしゃいました。

――宮司さんとしてされていることと、院長としてされていることは一緒なんですね。

甲斐 一緒ですね。ですから、大社に来て神職の方々に言っていらっしゃることは、昔、私たちもああいうふうに言われたなということばかりです。病院と神社の違いはありますが、私たちもいつもああいうふうに言われていたなと思います。

何々しなさいと言ったら、あとでするのではなくて、いますぐしろと言われるでしょう（笑）。私もそう言われました。いまやらなければいけないことは、いましなさい。あとでというから忘れる。それはいつも言われていました（笑）。

——そうですか。長時間、ありがとうございました。

著者略歴◎葉室頼昭（はむろ　よりあき）
1927年、東京生まれ。学習院初・中・高等科をへて、大阪大学医学部卒業。大阪大学医学部助手、大阪市大野外科病院長などをへて、1968年、葉室形成外科病院を開業。医学博士。1991年、神職階位・明階を取得。枚岡神社宮司をへて、1994年、春日大社宮司。1999年、階位・浄階、神職身分一級を授与さる。2009年、逝去。
著書に、『〈神道〉のこころ』『神道と日本人』『神道 見えないものの力』『神道〈いのち〉を伝える』『神道〈徳〉に目覚める』『神道 夫婦のきずな』『神道と〈うつくしび〉』『神道と〈ひらめき〉』『神道〈はだ〉で知る』『神道 感謝のこころ』『神道 いきいきと生きる』『神道 心を癒し自然に生きる』『ＣＤブック 大祓 知恵のことば』『神道 おふくろの味』（以上、春秋社）『御力』（世界思想社）『にほんよいくに』（冨山房）など多数。

神道 心を癒し自然に生きる
二〇〇三年 五 月三十日 初 版第一刷発行
二〇一三年十一月十五日 新装版第一刷発行
著 者 葉室頼昭
発行者 澤畑吉和
発行所 株式会社 春秋社
東京都千代田区外神田二-一八-六
〒一〇一-〇〇二一
電話〇三-三二五五-九六一一
振替〇〇一八〇-六-二四八六一
http://www.shunjusha.co.jp/
印刷所 萩原印刷株式会社
装 丁 美柑和俊
定価はカバー等に表示してあります

ISBN 978-4-393-29936-4

◇ 葉室頼昭の本 ◇